SWOT
クロス分析

はじめに

「看護や医療は特殊だから」という決めつけはありませんか？ 看護や医療は儲けることが目的ではないので一般企業や他の業種とは違うといった声は今でも少なからずあります。"サービス"についても医療や看護サービスは遊園地や温泉で提供するものとは違う，というような声もありますが，それは当たり前のことです。何もサービスは楽しいもの限定ではありません。葬儀社にもサービスが存在しています。大事なのは，それぞれのサービスによって提供する「価値」の定義をしっかりすることなのです。看護は特殊だなどという陳腐な言葉はこの際，脇において，自分たちが提供する看護サービスとは何か，どんな価値を提供することが求められているのか（自分たちがどんな価値を提供したいのかとは異なります。あくまでも顧客にとっての価値にフォーカスすることが重要です）を明確に示すことの方が重要なのです。

さらに，経営の8割はどの業種も共通[1]といわれており，それぞれの分野や業種特有の専門的な部分は2割，残りの8割はどのような分野であっても共通なのです。当然のことながら，看護管理の場合，看護の特殊性や専門性はあるものの，異業種で実践されていて成果が上がっているものを活用しない理由はありません。

加えて言えば，企業も「儲けるため」の経営では成り立ちません。営利組織だろうが，非営利組織だろうが，会社だろうが，病院だろうが，「顧客」となる人々に良質な価値を提供，満足していただいた結果が売り上げであるということは共通です。まずそのことをしっかり認識しておくことが経営のスタートでしょう。

また，日々のマネジメントは，判断・決断・実行の繰り返しで，かつ，判断・決断する必要のある事柄は，順序よく一つずつ発生する，というよ

りも，同時多発的に発生するものであるといっても過言ではありません。そのような時には，ただただ「忙しい」と感じたり，「複雑すぎる」と感じたりする中で，最適な決断ができない状況に陥ってしまうこともあるかもしれません。しかし，日々のマネジメントで行われている判断・決断・実行は，問題解決方法の基本をしっかりと理解しておけば効果的・効率的に実行することが可能になります。そして，マネジメントで取り上げられる見なれない用語に触れてすぐに「難しい」と決めつけたりしないことです。<u>問題の正体を知り，マネジメントや問題解決に使えるツール（道具）の存在を知り，そのツールを駆使する</u>ことです。

　現在の看護管理を取り巻く環境は，以前にも増して，そのマネジメント機能が重視されています。本書では，より良いマネジメントを実行するためのツールであるSWOT／クロス分析をはじめとする主なものの使い方や効果的に活用するポイントを分かりやすく示していきたいと思います。

　『月刊ナースマネジャー』で連載した意思決定を学ぶ記事にも，本書テーマに役立つ内容が盛り込まれていましたので，一部抜粋して再掲載しています。

　マネジメントツールは便利なものです。本書をロジカルかつスマートに看護管理するための基本書として活用していただければ幸いです。

2015年11月

R&D Nursing ヘルスケア・マネジメント研究所　代表
株式会社プライムワークス　代表取締役
医療法人社団福寿会　副看護部長

深澤優子

一目瞭然！SWOT／クロス分析を活用

❺に向けてロジカル・シンキングで行動 ←

START →

❶ 基本理念・ビジョン	❷ 現状把握	❸ 課題の抽出	❹ 課題の優先度づけ
病院や看護部のミッション（理念），ビジョンの確認	組織・部署をSWOT分析	SWOT分析で導いた現状をクロス分析	クロス分析で抽出した課題を二次元展開法で優先度づけ

方法

《行動プロセスのポイント》

❶組織のミッション（理念）・ビジョンを理解・共有し，あるべき・なりたい姿を描く
　★看護部のミッション・ビジョン・目標達成こそが看護管理者の役割

❷組織・部署の現状把握　～内部・外部環境に分けて現状分析
　★組織・部署の状況が分かる客観的データを用意して分析の根拠にする
　★一定の視点だけの偏った情報羅列にならないよう全体網羅を意識する
　★体言止めや曖昧な表現での記述は避けて，正しく簡潔な文章にする

❸課題の抽出　～あるべき姿に近づくための「課題の抽出・整理」
　★アクションプランの羅列にならないよう「目的」「何のために」という視点を忘れずに
　★文章表現は，「○○を強化する」「○○を実践する」「○○に取り組む」などにする
　★看護部の目標やビジョンと整合性のとれないものは棄却するか，見直しが必要

❹課題の優先度づけ　～優先度の高い課題に対して目標設定するためのプロセス
　★緊急度（急ぎ・早くやらなければ…）に惑わされず，先に重要度の順位を決定する

した看護師長のマネジメントプロセス

❺ 目標・戦略の策定	❻ 目標達成に向けた実施	❼ 達成度の評価
経営戦略 部署目標 アクションプラン 評価尺度	PDCAサイクル 現状把握 進捗管理	中間評価 計画の追加・修正 期末評価

→ 次の改善に向けた行動に進む

❺戦略策定・目標設定 〜組織の目指すゴール・道筋を提示
- ★看護師目線の目標ではなく,患者さん目線の目標表現を意識する
- ★誰にも正しく伝わるような表現と目標設定者(看護管理者)の意志・思いも不可欠
- ★ミッション・ビジョンと設定した目標に連動性・整合性はあるかを確認

❻目標達成に向けた実施 〜成果を出すことがマネジメント
- ★リーダーシップを発揮しながら,PDCAサイクルを意識してアクションプランを実行する
- ★アクションプランの実行プロセスに入ったら,常に現状把握,進捗管理を忘れない

❼達成度の評価 〜評価ゴールではなく次へのプロセス
- ★目標値と現状がどのような関係にあるのかを常に意識して随時評価を行う
- ★目標達成度合いの評価と,管理者としての役割評価はしっかり区別する
- ★評価は反省ではない。目標に対して実績がどうだったかという現状と理由を明らかにする

── 目次 ──

第1章 まずは質の高い看護管理をするための基礎を知る

🔍 管理者の役割とは………12

1）管理者は組織のミッション・ビジョン達成の牽引者……………………………12
2）組織の経営戦略と部署目標………………………………………………………12
3）経営戦略・部署目標は「未来・将来・先のこと」を決めること
　＝管理者の意思決定を形にする……………………………………………………15
4）看護過程と部署目標設定プロセスは同じ!?……………………………………16
　💡 マネジメントに欠かせないPDCAサイクル……………………………………17
　【組織管理に役立つヒント】
　管理者が意識しておきたい"ロマンとソロバンの両立"…………………………18

＊＊＊＊＊

第2章 戦略策定・目標設定に必要な3つの力
―意思決定力・論理的思考力・問題解決力

🔍 意思決定………22

1）意思決定の概要……………………………………………………………………22
　💡 排除しきれない不確実性
　……それは「未来・将来に関すること」だから…………………………………22

💡 意思決定の鍵を握るのは「自分」..22

　　【意思決定に役立つヒント】過去を引きずらず，未来について考える...............23

　　　💡 問題とは...25

　　【意思決定に欠かせないヒント】
　　　意思決定に失敗はつきもの！恐れずいこう！..29

2）意思決定に欠かせない！
　　　ロジカル・シンキング（論理的思考）の基本と方法..30

　　【ロジックの真相を知るためのヒント】
　　　①風が吹いても桶屋は儲からない？！...36
　　　②時間がなかったから試験のできが良くなかった？？？..................................37
　　　③ダイエットの方法とダイエット継続の鍵は別..37

3）知っておくべき"事実"の見極め..38

　　【インテリジェンスを知るためのヒント】ある家族のハワイ旅行の話...............42

4）意思決定後のマネジメント..43

　　【師長さんによくある意思決定エラーを知るヒント】
　　　あるある？いるいる？まさか自分？！..47

5）意思決定の上手な師長になるための行動と思考ポイント...............................49

　　　💡 上手な意思決定のための7つの行動ポイント...50

　　【意思決定を楽しめるヒント】自分で決められることを楽しむ.........................51

🔍 問題発見と問題解決.........52

1）問題とは何だろう...52

2）問題発見できない4つの理由と対策..53

3）だ・か・ら！ツールを使って上手に問題解決を...54

第3章 脱・自己流！
SWOT分析を正しく理解する
―マネジメントに活用できる
便利な道具（ツール）たち

🔍 フレームワークって何？………56

　　1）フレームワーク活用の目的は，
　　　　「考える：シンキングツール」と「伝える：コミュニケーションツール」……56
　　2）フレームワークの本質は3大思考パターン……56
　　3）戦略策定（部署目標設定）プロセスとフレームワーク……57
　　4）参考までに……その他知っておくと便利な2つのツール……58
　　　　【看護マネジメントに役立つヒント】
　　　　大ブームになった"もしドラ"をCFT分析してみた……60
　　5）フレームワークの誤解と注意……62
　　　　【仕事に役立つ極意のヒント】レシピだけではうまく作れない！……64

🔍 いよいよSWOT分析！ 正しいやり方を覚えよう………66

　　1）SWOT分析は現状分析（環境分析）のツール……66
　　　　💡実は違う，そのSWOT分析！……67
　　2）SWOT分析によくある間違いと間違わないための要点……68

🔍 クロス分析の正しいやり方を覚えよう………73
　　SWOT分析の次のステップ！

　　1）クロス分析は，経営課題を整理するツール……73
　　2）クロス分析の際の注意点……75
　　3）難しい……進まない……と感じたらチェックする2つのポイント……75
　　4）経営課題の表現方法・書き方のポイント……77

クロス分析の後，課題の優先度を決める！二次元展開法を覚えよう………80

二次元展開法は，「重要度」と「緊急度」で順位づけ 80

BSC（バランスト・スコアカード）………84

BSCは，戦略達成のためのマネジメント・ツール 84

＊ ＊ ＊ ＊ ＊

第4章 戦略策定，部署目標設定の実践──事例で見せる！SWOT／クロス分析 誌上添削

部署目標・戦略，策定の際の注意点………90

1) 目標にあれもこれもは不要 90
2) 戦略マップの要はシンプルさ 90
   【目標設定のエラーをなくすヒント】重箱の隅はつつかない 92
3) 部門の目標から部署目標に落とし込む役割 94
4) 脱・抽象的目標！ 目標の数値化・見える化 94
   【数値化の落とし穴を学ぶヒント】
   数値化したけれど……失敗すると成果が上がる？ 96
   💡 数値化・見える化の落とし穴 97

誌上添削──部署の環境分析・目標・戦略のお手本例──………98

1) SWOT分析 98
2) SWOT／クロス分析 101
3) 部署のSWOT／クロス分析 109

4）二次元展開法 115
　　5）目標の表現 119
　　6）BSC 123

* * * * *

第5章 目標設定・戦略策定後の成果を導くマネジメントとプレゼンテーション

🔍 いよいよ実行！ 成果を導くマネジメントの実践 130
　1）PDCAサイクルを回そう 130
　2）立てた目標をどのように評価するか
　　　—そのためにはきちんとした進捗管理が必要— 133

🔍 プレゼンテーションと戦略的コミュニケーション 140
　1）良いプレゼンテーションの条件とは 141
　2）戦略的コミュニケーションの理解 145

🔍 部署目標発表の具体的方法 146
　1）それぞれの説明資料の目的を理解する—資料作成編— 146
　2）それぞれの説明資料の目的を理解する—説明編— 148
　　　💡医療連携室の目標説明方法 156

※本書で使用している病院事例は，筆者が独自に作成したもの・情報提供いただいたものを改編したものであり，特定の病院の分析や戦略の可否や妥当性を評価するようなものではありません。

第1章

まずは質の高い看護管理をするための基礎を知る

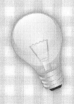

🔍 管理者の役割とは

1) 管理者は組織のミッション・ビジョン達成の牽引者

　さて，管理者，特に師長の役割というと，人材育成で頭がいっぱいになりがちです。それはあくまでも一側面にすぎず，**図1**で示したように管理者には大きく4つの役割があるといわれています[2]が，一言でいうと「組織を成功に導くこと」となります。人材育成，組織の活性化，業務改善，目標達成によって，「ミッション（理念）やビジョン（展望）を達成することが組織の成功」となります。人材育成は最終目的ではありません。優秀な人材を育成して最高の看護サービスを提供するための仕組みづくりを行い，患者に最高・最適な看護を提供することで，看護部のミッションやビジョンを達成し，病院のミッション・ビジョン・目標達成に貢献すること，つまり組織の成功こそが最終目的なのです。

　ですから，<u>管理者は，「組織を成功に導くための道筋を示す」ことが重要な役割</u>の1つとなります。

2) 組織の経営戦略と部署目標

(1) 目標達成するために

　　ビジョン―戦略―目標―施策―仕組みづくり

　管理者の役割である「組織を成功に導くための道筋を示す」とは，言い換えると，経営戦略あるいは部署目標を示すということになります（**図2－①，②**）。経営戦略とは，変化する環境の中で組織が目的を達成する（＝組織の成功）ための"打ち手（施策）"として示すものなのです。

＊図1　**管理者の役割**

	業績の側面	人間の側面
維持	目標の達成	組織の活性化
改善	業務改善	部下の育成

片山寛和：管理者の役割，第3版，P.19，産労総合研究所出版部経営書院，2007.

経営戦略の位置づけについて，目標（目的）と打ち手という関係を示したのが**図3**です。組織の基本理念という目標を達成するための打ち手としてビジョンがあり，ビジョンを達成するための打ち手として経営戦略があり，経営戦略を達成するための打ち手として施策（戦術・アクションプラン）があります。そして，その階層構造全体を実践していくための体制や基盤が「仕組み（経営管理や組織等）」ということです[3]。このようにミッション・ビジョン・経営戦略・施策は相互に密接に関連しているため，階層全体の整合性が求められるのです。ですから，第2・3章で詳しく紹介するロジカル・シンキング（論理的思考）が求められるのです。

(2) 経営戦略2つの意義

　このような目標と打ち手の関係から経営戦略には，2つの意義があるというこ

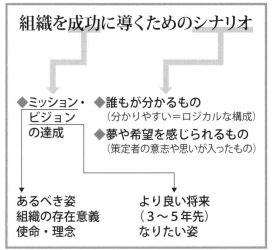

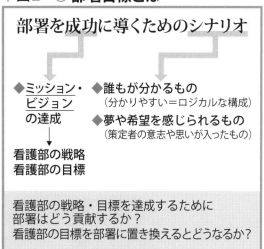

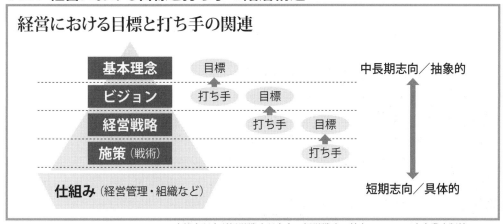

日本総合研究所経営戦略研究会：経営戦略の基本，P.14, 日本実業出版社, 2008.

とがいえます。1つ目は、ミッションやビジョンなどの中長期の目標を実現するための打ち手として、思いや夢を具体化するためのものです。2つ目は、逆に、日々の打ち手を実行していく際の目標として、現場や日常の方向性を示すためのものということです（**図4**）。

ですから、経営戦略として示す"道筋"は分かりやすいシンプルなものである必要があるのです。複雑な道筋・分かりにくい道筋では、ゴールにたどり着けない人が多数発生してしまいます。それでは困るのです。示した道筋をみんなで理解でき、共有でき、実行できるその最初の鍵は「シンプルさ」になります。そして、シンプルに示すために必要になるのが、ここでもロジカル・シンキングとなります。

さて、**表1**には、経営戦略関連の用語の一例をシンプルに示しました。聞きなれない言葉に惑わされたり、必要以上に難しいと決めつけたりすることなく、この表にあるように、シンプルに理解しましょう。

(3) 組織から個人まで目標をつなぐもの

個人目標は、部署戦略（目標）を意識して策定することが求められ、部署目標は部門戦略を見て、その方向性に沿う形で策定する必要があります。さらに、部

＊図4 経営戦略の2つの意義

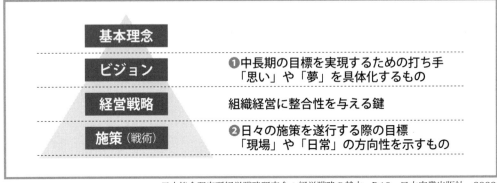

日本総合研究所経営戦略研究会：経営戦略の基本, P.18, 日本実業出版社, 2008.

＊表1 押さえておきたい用語（経営戦略）

経営戦略	組織を成功に導くためのシナリオ（**図2-①**参照）
部署目標	部署を成功に導くためのシナリオ（**図2-②**参照） ※組織の経営戦略や上位の部門との整合性が重要
ミッション（理念）	組織の理念・使命・存在意義などを示したもの
ビジョン（展望）	ミッション（理念）をより具体的に示した近い将来（3～5年先）の姿を示したもの **※組織の中期目標を代用してもよい**

門戦略は組織全体の経営戦略を理解しその達成のために部門としてどう貢献するかということを意識して策定しなければなりません。このような連動性がしっかりとれてはじめて，看護師個人の目標達成は所属する部署の目標達成に貢献している，部署目標達成は看護部戦略達成に貢献している，看護部戦略の達成は，病院全体の戦略達成に貢献しているということがいえるわけです。個人目標や部署目標の位置づけ，最終目標は病院全体（組織全体）の戦略達成であることを十分理解しておきましょう（**図5**）。

3）経営戦略・部署目標は「未来・将来・先のこと」を決めること＝管理者の意思決定を形にする

経営戦略・部署目標設定には，ある共通の重要点があります。それは，「未来・将来・先のこと」をターゲットにしていることです。未来・将来・先のことを決めることは，誰もが分かっていながら，その策定に際して最も忘れがちなことであるため，まず管理者は，戦略策定や部署目標設定の際に，必ずこの点を念頭に置くようにしなければなりません。

＊図5 経営戦略と部門戦略と個人目標の関係

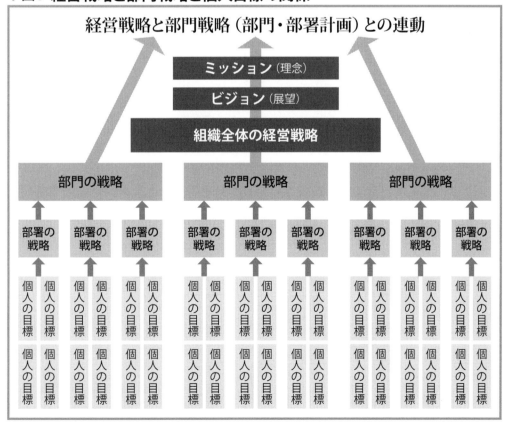

また，「**未来・将来・先のこと**」がターゲットになっているからこそ，必ずそこには**不確実性が存在**します。ですから，経営戦略や部署目標設定に際して，「正解かどうか」「合っているかどうか」と悩むことは全くナンセンスなのです。なぜなら，誰にも確実な正解や成功が分からないからです。しかしながら，組織の戦略や部署目標が"出たとこ勝負"のようにいい加減では困りますから，**排除しきれない不確実性を最小限にするために，ロジカル・シンキングを駆使し，成功の可能性を高める必要がある**のです。

　さらに，不確実性が排除できない，正解が分からないという中で，経営戦略策定や部署目標設定に際して，ある意味**最も重要になるのは，戦略策定者・目標設定者である管理者自身の「意志」**です。どのような組織にしたいのか，どんな部署にしたいのか，どんなことを実現したいのか，どうしたいのか，自分自身の意志や思いが入っていることが大事なのです。昨日の出来事，昨年までの実践や経験にとらわれるだけでなく，そのような事実の中にある重要な問題をとらえて，未来に向けて解決していくことこそが，管理者に求められる意思決定です。その意思決定を形にし，可視化し，組織共有し，実行していくための機能が，戦略策定や部署目標設定にはあるのです。

4) 看護過程と部署目標設定プロセスは同じ！？

看護計画の問題解決策は経営戦略と同じ

　経営戦略・組織分析・マーケティングなど経営学用語を聞くと，まず「難しい」と思い込んでいることはありませんか？　そうした思い込みはマイナス以外の何物でもありません。本書の1つの目的には，そのような難しいという思い込みや経営学は高尚なものだというような間違った思い込みを排除して，正しく理解していただくことにあります。看護過程と戦略策定のプロセスを比べた**図6**をご覧

＊図6　看護過程と戦略策定（問題解決）のプロセスは同じ

看護過程	戦略策定
・患者（対象者）の把握	・組織・部門の現状把握
・アセスメント	・（アセスメント）
・看護計画作成	・戦略立案
・ケアの実施	・アクションプランの実施
・評価	・評価
・アセスメント	・（アセスメント）
・修正	・修正

いだければ分かるように基本となる考え方はまったく同じです。対象が患者ではなく組織になっただけです。

看護管理者の皆さんは，学生時代から数えきれないほど，看護計画を立案し，看護ケアを実践し，このような看護過程の指導も行ってきたはずです。看護計画を立てる時には，「患者を多面的に多角的にとらえること」の重要性を説いてきたと思います。「看護計画はただ立てればよいのではなく，ケアを実践しなければ意味がないのよ」とも言ってきたでしょう。そして，「ケアの結果はきちんと評価して看護計画を修正するように」指導もしているはずです。ここに挙げたことはすべて組織や部署の戦略や目標設定と同じことなのです。

さらに言えば，看護計画の立て方やフォーム，記録方式もさまざまありますが，基本的な考え方は同じです。マネジメントの場面においても，基本的プロセスは同じですが，そのプロセスごとに活用するツール（道具）には，決まりはありませんし，決められたツールを必ずしも使用しなければならないというルールもありません。

看護過程と戦略策定・部署目標策定プロセスは同じだと理解し，対象が患者ではなく組織に変わっただけだと理解しましょう。そして，それぞれのプロセスで必要なツールを賢く選択して効果的・効率的にマネジメントすればよいのだと理解してください。難しいものだという意味のない思い込みは排除しましょう。

また，経営戦略や部署目標設定とは，分析的かつ論理的なプロセスで，そこに，自分自身の意志や思いがあることが重要だと述べましたが，看護計画も同じではないでしょうか。同じ患者をロジカルに分析してアセスメントしても，まったく同じ看護計画になるわけではなく，そこには，ケアの実践者として看護師の経験値や看護観などのアートな要素が含まれています。経営戦略や部署目標も同様に，決して，ただの分析結果や冷たいものではなく，分析結果をどう読み，どうアレンジするのか，どう自分の思いを込めるのかという，本当は熱い，温かなものであるのです。「看護はサイエンスかアートか？」の答えが「サイエンスでありアートである」ようにまた，経営戦略も部署目標も「サイエンスでありアートである」わけです。

マネジメントに欠かせないPDCAサイクル

PDCAとは計画（Plan）・実行（Do）・評価（Check）・改善（Action）の順に実施しているマネジメントサイクルのことです。問題解決策（＝部署目標や経営課題も同様）はPDCAサイクルのP（計画）に該当します。立案した計画を実行していくことがD（実行），実行の結果の評価をすることがC（評価），その評価

*図7 **PDCAサイクル**

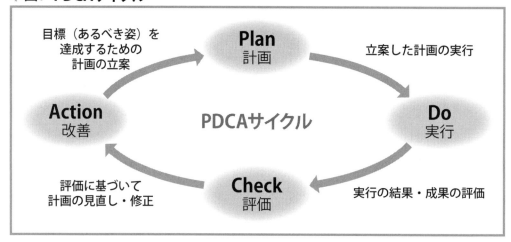

に基づいて計画の見直しや改善・修正を行うことがA（改善）です（**図7**）。

　解決策は計画の立案だけではなく，きちんと実行し，その評価に基づいて改善していくことが重要です。こうしてPDCAサイクルを回していくことが継続的な改善につながるのです。

　先に看護過程と戦略策定のプロセスの類似性について説明をしましたが，ここでも同様です。看護計画は実施して，評価して，改善の度合いに応じて見直したり中止したり継続したりしているはずです。経営戦略，部署目標，看護計画も広義の意味では同じ問題解決策ですから，このPDCAサイクルを確実に回すことによって継続的に問題解決をしていくことになるのです。このPDCAサイクルはマネジメントの実行には欠かせないため，師長は常日頃頭の中でPDCAを意識して，今どのプロセスにあるのかを確認することが大切です。

組織管理に役立つヒント
管理者が意識しておきたい"ロマンとソロバンの両立"

　私は毎年，いくつかの組織の経営方針発表会に出席しています。いずれも当初より職員数も増えて売り上げも利益も飛躍的に伸びている組織です。そして，これらの企業はいずれも医療や介護，看護を事業としている企業や医療法人でもあります。

　実は，十数年前，まだ起業して間もない頃に，初めてこの経営方針発表会に呼ばれた時には本当に驚きました。経営のトップが経営理念や事業計画，さらには売上高や利益額などの数字の話も含めて，全職員に対して丁寧に説明するのですが，最も驚いたことの一つが，その場に取引先，つまり私たちのような外部の人間も同席するということでした。

そのトップは，私たちの組織が良い結果を得られたのは，皆さんのおかげです，というような話をいつもするのですが，その"皆さん"の中には取引業者や外部の人間も含まれているということにとても感銘を受けたことを覚えています。そして，当時，この経営方針発表会は，日本経済新聞で"これからの病院経営"のような特集の中で「見せる経営」として取り上げられ，まさに，自分たちの経営を内外の人に見せる，かつ，いろいろな側面を見せるきわめて優れた実践だと感じましたし，今もその思いに変わりはありません。さらに，何年も出席していると，外部の人間ながら，その組織の歴史の一部を共に歩んでいるような心境にもなるから不思議です。

　それにしても，この経営方針発表会，考えてみれば大変なことです。毎年，中期計画・来期計画を全職員や取引先銀行や取引先業者の前で発表し，その翌年はその結果を数字で話すのですから。決して，ただ単に職員に理念を伝えるというようなゆるいものではありません。トップ自らが掲げた理念やビジョンを全力で浸透させつつ，ロマンを達成するためにきっちりソロバンを考える―ビジョンとソロバンの両立があってこそ，と私自身も身が引き締まる思いで今年も経営方針発表会の場にいました。

　一方，こちらの話，どう思いますか？
《ある社会貢献を旗印とするNPOが京都大学に支部をつくり，「世の中のためになることがしたい」と考える京大の学生が十数人集まった。彼らは，授業の合間に何度も会合を開いて寄付金を募るプロジェクトの計画を練り，数カ月かけていろいろなイベントを仕掛け，さまざまな場で寄付を呼びかけ…その結果集まった金額はたったの五万円に過ぎなかった[4]》

　優秀な学生が集まって，数カ月苦労して集めたお金が5万円。みんなでアルバイトでもすれば，5万円どころかもっと多くのお金を得られただろうに……。笑い話のような話ですが，他人事と一蹴できますか？　とかくこの手の話の時には，「5万円だとしても尊いお金，われわれの意見に賛同してくれた方からの貴重なお金だから意味がある」というような話で終了することがありますが，それは全然違うと思うのです。「せっかく賛同してくれた人々の期待に応えることができない」という自分たちの不甲斐ない状況をもっともっと厳しく見つめる必要があるのではないかと思います。

＊　＊　＊　＊　＊

ずいぶん昔，ある学術総会で「看護にビジネス的視点を」というようなテーマで講演を依頼されたことがありました。もちろん，看護管理や看護の中でビジネスなどという言葉はまだご法度だったような時です。学会長からは「自由に話していいから！」と明るく依頼されたものの，ものすごーーい偉い方々がずらりと一番前に座っている中で（これはかなり怖い），私は顔色をうかがいながらドキドキしながら話したことを今でも覚えています。効率とか経営とかいう単語が出てくるだけで，〈私たち看護者はお金のために働いているのではないのです〉という言葉が間違いなく出てきた時代（笑）で，管理も経営も「お金のために働いているのではない」という，一見，崇高なご意見と勘違いさせられるような言葉で煙に巻いていた頃だったのですから（笑）。

＊　＊　＊　＊　＊

　さて，世の中には，前述の事例のようにロマンだけ先行して，「みんなで世の中を変えよう！」と，最初のうちは盛り上がってもやがて資金に行き詰まり，メンバーはやる気を失っていき，いつの間にか活動自体が形骸化しているNPO（もちろん会社も）は珍しくないし，逆に，ソロバンだけを重視するベンチャー企業が短期的利益だけを追求していくうちに，目先の仕事をこなすことに追われ，「いったい自分たちは何のために起業したのか」と目的を失うという話も珍しくありません[4]。

　看護のマネジメントにおいても，

- ロマンオンリーとなっていないか？
- 自分たちのやっていることは正しい・素晴らしい・患者のためだと思い込んでいないか？
- もしかしたら，正しいかもしれないし，素晴らしいかもしれないし，患者のためかもしれないけれど，それを永続・継続するためのソロバンを意識しているか？

　これらを踏まえてロマンと共にぜひソロバンも意識してみましょう！　お金儲けは目的にはなり得ませんが，お金のない組織は何もできないのもこれ現実です。組織の存在理由は社会に対して何らかの価値（モノやサービス）を提供することで，その事業を継続するためには，利益を出すことが絶対に必要となります。利益がないと，新たな投資はできないし，そうなると時代の変化への対応もできません。そして，その事業や組織はいずれ縮小し，事業継続が困難となるのが現実なのです。だから，組織にとって，事業を通じて，ロマンとソロバンを両立させることが重要かつ不可欠なことなのです。

※ヒントの初出：月刊ナースマネジャー，Vol.17，No.4，P.56〜57，2015.

第2章

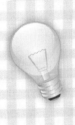

戦略策定・目標設定に必要な3つの力

―意思決定力・論理的思考力・問題解決力

意思決定

1）意思決定の概要

　意思決定とは，ある目標を達成するために複数の選択可能な代替案の中から最適なものを選択し決定することを言います。つまり，将来・未来に対してさまざまな案を考えてその中から選択をし，それを実行するということです。組織の意思決定は，組織に大きな影響を与えるものですから，できる限り不確実性を排除し，できるだけ「確からしい」「良い」意思決定を行うために，「意思決定に必要な情報を集め事実を見極め仮説を立てる」という論理的思考プロセスは欠かせません[5]。

　そのために必要な能力としては，①理屈だけでは答えの出ない問題に正しい答えを見いだすための「**直観力**」，②組織内での合意を得て組織を動かしていくための「**説得力**」，③意思決定に伴うリスクを取りその結果に責任を取る「**責任力**」が挙げられており[6]，**意思決定を行うリーダーや管理者には，「勘が鋭く，言葉に力があり，腹が据わっている」**ことが求められます。

　しかし，同時に，未来・将来の確実性を保証できるものは何一つないといっても過言ではありません。このことも意思決定にかかわる者は理解しておく必要があります[5]。

排除しきれない不確実性
……それは「未来・将来に関すること」だから

　「間違いのない意思決定はどうすればよいか」「正しい意思決定はどうすればよいか」という声は非常に多いのですが，未来の不確実性の排除は完全にはできませんし，やってみないと結果が分からないといった点は，どれだけ考え抜いたとしても必ず残るものです。

意思決定の鍵を握るのは「自分」

　しかし，だからこそ，意思決定には，論理に裏打ちされた直観力や説得力とその決定をする決意・決定した結果を受け入れる責任力が必要とされているのです。その力は誰に求められているかというと，周囲の人ではなく，意思決定の当事者である「自分」なのです。

意思決定に役立つヒント
過去を引きずらず，未来について考える

　大学院時代の話です。管理会計の講義の中で，意思決定論がありました。その時の先生の問いはこういうものでした。

　"あるマンションを買おうと思います。予算は1,800万円。自分の希望に合う物件がなかな見つからない中，ある不動産屋から1,800万円の物件を紹介してもらい，手付金として500万円を支払いました（※手付金は返ってきません）。その1週間後，友人から海外転居するのでマンションを買わないかという話を持ちかけられました。金額は1,500万円で自分の好みにぴったりな物件でした。さて，最終的にあなたはどのような意思決定をしますか？"

　この話をぼんやり聞いていた私はふいに当てられ，「まずは手付金を返してもらいたい。その上で1,500万円の友人からのマンションを買う」と答えました。先生は，「あなたねぇ……手付金は返りませんよ」と苦笑いでした。「いや，でももしかしたら返してくれるかもしれない」と私。

　実は，この手付金は問いにあるように返ってこないものです。これは契約の中での取り決めだから当然なのですが，意思決定の難しさは実はこうしたところにあるのです。私は"これから"どちらを買うかの判断をしなければならないのに，"今までに"支払った手付金にこだわっているのです。ここでも支払った手付金は返らないのに，もしかしたら返してもらえるかもしれない，とそのことにこだわり，本来すべき意思決定からズレているわけです。

　このようなことに陥りやすい場面は日常のマネジメントの場面にも多々あります。何か新たなサービスをしようと始めたもののうまくいかずに赤字が続いている。しかし，今までに投資した金額，時間，労力を考えると簡単にはやめられない。何とか赤字を取り戻したいというようなことで赤字のまま継続してしまうパターンです。これまでに支払ったもの（費やしたもの）を何とか取り返したいという考えは，誰にでもあるものです。ですから，過去ではなく，"これからのことだ"ということを意識しておくことが重要なのです。

　さて，冒頭のマンションの件ですが，どちらを選択しても「あなたの選択ですから」よいのですが，基本的な考え方はこうです。

・最初のマンションを買う場合には，すでに500万円支払っていますから，これから支払う金額は1,300万円になります。
・友人のマンションを買う場合には，これから支払う金額は1,500万円になります。

つまり，これから支払う金額は最初のマンションを買う方が経済的合理性があるのです。

　ちなみに，看護管理者研修でこの質問をすると，多くの方が友人のマンションを買うと言います。その最も多い理由は，「ずっと住むので気に入ったものがよいから」です。その場合には，支払う金額の多さと自分の気に入り度合が見合うかどうかが検討のポイントになります。「おいおいリフォームするから，私はとりあえず最初のマンションを買う」と言う方もいました。いろいろな考え方があります。最終的には自分の意思決定ですが，その選択の際には，くれぐれも私のように「過去」にこだわりすぎませんように。"この先""未来"をターゲットにしましょう！

(1) 意思決定のスタートは自分の意志

　看護管理者の方から「どうしたら上手に意思決定ができるのでしょうか」「どうすれば間違いのない意思決定ができるのですか」「意思決定の方法が分からなくて困っています」と聞かれることがありますが，かつて大流行したテレビドラマ"家政婦のミタ"での主人公の決めゼリフと同じく「それはあなたが決めることです」が一番適した答えになるでしょう。

　仕事場面でも生活場面でも数多くの場面で意思決定の機会があります。また，意思決定の度合いも大きいものから小さいものまで実にさまざまですが，管理者ともなれば，他への影響の大きい意思決定機会も増えます。それらに共通していえるのは，誰かに決めてもらうものでもなく，人のせいにするものでもなく，<u>最終的には「自分」が決めるもの</u>だということなのです。

　しかし，個人の意思決定と組織の意思決定には決定的な違いがあります。個人の意思決定の場合には，「具体的な選択肢の中から良いものを選ぶ」ことですが，組織の意思決定の場合には，選択肢は無限にあり，確実なことは一つもないそうです。組織は常に複数の問題に直面しているのが普通であるため，意思決定とはあくまでも一つの方向性を決めただけであり，それが本当に組織に貢献するかどうかはその他の問題との兼ね合いで左右されるのです。つまり，<u>「組織・経営の意思決定とは，ゴールではなく不確実な"未来"へ向けた一つのスタート」</u>[7]なのです。したがって，意思決定の本質は，方法論ではなく，実は基軸を持つことにあります。単なる方法論で解決しようとせず，自らの基軸について考えてみることこそが実は最も重要なのです。

(2) 意思決定を上手に行うために必要な考え方と力
①意思決定をじゃまする「問題ばかりで……」に用心！

　意思決定には個人の意思決定もあれば，組織の意思決定もあると述べましたが，組織の意思決定は個人の意思決定よりも複雑であるのが普通です。自分の働いている病院や部署に特有のことではなく，どんな組織においても常に複数の問題が存在しているわけです。この「問題」というのが実はやっかいで，意思決定者自身が正しく問題発見・認識できていないケースもあります。「いろいろと問題があるのよ」「問題だらけでね」などが口癖となっていたらご用心。実は真の問題は，正しく問題認識できていない意思決定の当事者だったりすることがあります。

 問題とは

　　問題とは，「あるべき姿」と「現状」の間に存在するギャップのことを意味します（**図8**）。問題認識できない理由の一つにこの「あるべき姿」がきちんと描けていないケース，間違っているケースや曖昧なケースがあります。あるべき姿は，組織であれば，ミッションやビジョンという形で表現されていますが，意思決定を行う際にも，何があるべき姿なのかを明確にしていないと意思決定がブレることになります。したがって，意思決定のスタートともいえる問題認識がきちんとされるためには，あるべき姿が明確にされていなければなりません。

　　日常的に，「これは問題だ」とか「いろいろと問題がある」という声をよく聞きますが，では，どのような姿が望ましいのかという問いに明確に答えられないケースも見受けられます。自らのとらえている問題が漠然としているような場合には，まずは「あるべき姿」とは何かを自分自身に問うところから始めなければならないのです。

＊図8 **問題とは**

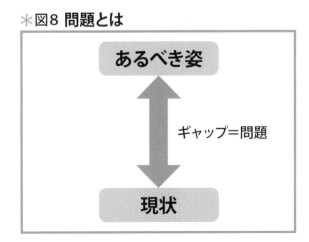

問題発見するためのポイントはいくつかありますが，最も重要なのは，実は管理者やトップの「意識や意志」にあります。どんなフレームワークを使ったらうまくいくか，とか，チェックリストですぐに分かるとかいう手段や方法論ではなく，その人の志やものの見方・考え方が本当は何より重要なのです。つまり，意思決定プロセスのスタートは「意志」であり，その意志なくしては進まないということです。さらに，具体的な意思決定場面において最も重要なのは，「複雑なものをそのままにしない・漠然としたものをそのままにしない」ということです。複雑なものをシンプルに，漠然としたものを具体的に変換すればよいのです。

②コツはバラしてシンプルに考えること

a）意思決定の構成要素

　問題解決プロセス（P.54，図20参照）は，問題発見→問題認識→設計→選択→実施→評価ですが，この中の「問題認識→設計→選択」が意思決定と位置づけされています。そして<u>意思決定を構成する要素は，意志・情報・思考・行動・知識・感性</u>[8]です（**図9**）。

　意思決定力を高めるためには，これらの要素それぞれを高めればよいわけです。単に意思決定力を高めようとしても漠然としたままですが，このように，意思決定の構成要素を理解すれば，それぞれの要素について能力を高める策を取っていけばよいことになり，より実行力のある策を取ることが可能になります。このような思考パターンを実際の意思決定場面においても活用すれば，複雑的・漠然的問題がシンプルに具体的になるはずです。

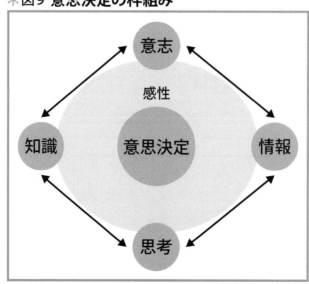

＊図9 意思決定の枠組み

中島一：意思決定入門，第2版，P.43，日本経済新聞出版社，2009.

意志：問題発見に最も重要な要素。意識しているか否かにかかわらず意志がなければ無関心で通り過ごしてしまいます。意志とは，あるべき姿を目指すものであったり，仕事をしたりする原動力ともなるものです。志が低ければ，仕事の成果も低いものにとどまります。志は，組織の理念や信条に強く表出するもので，漫然と仕事をしていると強い理念や信念は生まれません。つまり，意思決定においても当事者の意志が必要になります。自分が矢面に立ち，より良い結果を求めて決定しなければならないという強い信念が不可欠です。

情報：問題と認識したことについて行う情報収集・分析です。おそらく仕事の大半はこの情報収集に費やされているのではないでしょうか。今日では経営のスピードが格段に上がっており，的確な情報収集と分析を行う情報力は決定的な差別化要素になります。

思考：認識した情報から解決策を生みだし最適解を選択する頭脳作業。インプットされる情報は，新しく問題として認識したことに関係する事実・推測・意見と集められなかった事実をも含めた情報に加えて，過去の類似体験から得られた知見も追加されます。

行動：思考作業によって選択された分を実行計画に移して実際に目的達成に向けた作業を実行すること。この行為は意思決定結果の検証行為でもあり，問題認識や思考作業への新しい視点をもたらすフィードバックが誕生する場面でもあります。意思決定する人と実行する人が乖離していると良いフィードバックが得られません。意思決定者は実行の重要性を認識しなければなりません。

知識：知識は意思決定のすべての過程で有効ですが，特に思考作業の創案の過程でより優れた案を導くために有効です。知りたいことが何でも細かく，しかも引きやすい形で情報が分類整理されており，過去の出来事の経過が記録されており，出来事の積み重ねから，こういう条件が整えばこういうことが起こりやすいということが法則として記されている状態になっていることです。

感性：人間はそれぞれ固有の感性を持ち，知識や経験を同じようにしても受け止め方がさまざまであり，同じように感性を発揮することにはなりません。知識や経験で感性は鍛えられるという側面もありますが，逆に経験の罠にはまり先入観のとりこにもなってしまうこともあります。ものの見方・考え方にも性格が関係しており，発揮される感性に性格のフィルターが掛かるということを理解し，自分自身の性格特性や傾向を知っておくことも必要です。

b）意思決定の基本プロセス

　意思決定の基本プロセスは，「目的の選択」「目標の設定」「目標達成手段の創案」「最適手段の選択」によって成り立っています（**図10**）。やはりここでも重要になるのが最初のステップとなる「目的の設定」といえます。当初は目的を考えているものの，そのうち目的を忘れて行為の選択のみを繰り返してしまうというようなことは場面としては珍しくありません。ただただ忙しい忙しいと動きまわり，一見解決策に見えるようなものを場当たり的に実行しても問題が解決しないばかりか，新たな問題を引き起こすことさえあるので，「何のために」ということからブレないことがまず肝心になります。

　この意思決定プロセスについても，前述の構成要素同様に，このプロセス一つひとつを強化することで最善の意思決定が行えるようになるはずです。抽象的な問題にどうアプローチするかということを考え続けても有効な策は出てきません。その時には，抽象的な問題を分解して再構築することで，漠然としていた問題そのものがはっきりとし，より明確な解決策を打つことが可能になります。

　このような事象の分解・具体化，再構築・抽象化する能力をどのようにして高めるかというと，「訓練」の一言に尽きると考えています。訓練とは，繰り返し行うことですが，年に一回の目標設定のために行う程度の頻度では足りません。日々の仕事の中だけでなく，仕事以外の日常生活の中においても，具体的に発生している事柄を抽象化した言葉に置き換えたり，逆に抽象的に表現されていることの具体例を挙げてみたりするような思考訓練が大切です。目標設定のために意

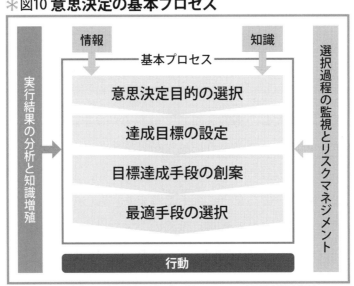

＊図10 **意思決定の基本プロセス**

中島一：意思決定入門，第2版，P.63，日本経済新聞出版社，2009.

思決定のプロセスをなぞるとか，目標設定がある時だけ便利なツールを使おうということではなく，日々の積み重ね，それも，そのことを楽しみながら繰り返し行うことが自分自身の力をつけていくことにつながるはずです。繰り返し行うことで速度も精度も確実に高まります。

(3) 意思決定に本当に必要なものは？
　　―何より自分の意思決定力を信じる力―

　ここまで，ブレずに，主体的に，シンプルにということを述べてきましたが，一番大切なのは，自分の意思決定力を信じる力[9]です。間違ったらどうしよう，これで本当によかったのだろうか，というような迷いを抱えながら動いていては，良い結果を生むはずはありません。もちろん，失敗したりうまくいかない時には，方向転換をしたり修正をしたりすることはあるでしょう。しかし，それはその時点での新たな意思決定をするだけのことで，自分の力を信じられるかどうかとは別の話です。

　自分に迷いがある時には，仮に決定して実行に移したとしても本腰を入れて取り組むことができません。そうすると，意思決定そのものの検証さえできなくなってしまいます。では，どうすれば，自分の意思決定力を信じることができるようになるのでしょうか――それは，準備と根拠ということになるでしょう。徹底した準備と根拠の積み重ねによって自分の意思決定を信じることができるはずです。

意思決定に欠かせないヒント
意思決定に失敗はつきもの！　恐れずいこう！

　私は会社経営の中で，大小含めて多数の意思決定をしてきました（当たり前だが）が，大きな大きな意思決定はこれまで3回ぐらいだったと思います。その中の1回については，今にして思うと，まさに，自分の意思決定力をとことん信じ切れず，どこか違和感を残したままだったと思います。その結果，その意思決定は失敗だったと言わざるを得ないものになりました。そのような結果になった最も大きな要因は，分析が甘かったというものではなく，直感的に感じた違和感を払しょくするための情報収集と分析になっていたのだということです。後々，"直感的に感じたあの違和感"をもっと重視すべきだったなぁ，と思いました（後述しますが，意思決定はただ単なる分析の結果ではなく，感性や経験，直感と言ったものも無視できない側面があるのです，P.26～27参照）。

さて，その失敗したと思っている意思決定，そのことについて後悔しているか？　と問われたら，正直なところの答えはYes。もちろんYesですよ。しかし，意思決定は，未来・将来・先のことを行うものであるということを知識として理解している私としては，意思決定者である自分がその結果を受け入れるだけのことでそれ以上でもそれ以下でもないと考え，後悔しても始まらない，と腹をくくった感じでした。

　"意思決定は，未来のことについて行うもの"ですが，誰でも人間はそんなに未来志向でもポジティブ志向でもありません。過去を悔やんだり，取り返したいと考えたりする生き物なのです。だからこそ，そのような人の特性，自分の特性を理解した上で，"できるのは，次，その先，未来へ向けて新たな意思決定を行うことだけだ"と考えるしかありません。なぜなら，過去は変えられないというのが事実なのですから。

　失敗したくないという管理者の思いは分からなくはありませんが，失敗おおいに結構！　ぐらいの気持ちでいきましょう。一度も失敗したことのない人なんて，おそらく大した仕事をしていないということでしょう。徹底した準備と根拠を持って行った自分の意思決定力を心から信じて迷わずいきましょう！

2) 意思決定に欠かせない！ロジカル・シンキング（論理的思考）の基本と方法

　自分自身の意思決定に自信を持って迷わずにいこう，ということを述べましたが，「自信を持つ」ためには，自分自身の行った意思決定について，間違いないだろうと思えることが必要となります。では，「間違いないと思える」ためには何が必要でしょうか。そのキーワードが「"知識と情報"の"上手な活用"」ですが，知識と情報はただ集めるだけでは意味をなしません。"上手な活用"には，ロジカル・シンキングと問題解決プロセスの基本を知識として理解する必要があります。

(1) 看護のプロならできる！　苦手意識を排除すべし！

　問題解決プロセスは，問題発見から始まります。問題を問題と認識することなしに問題解決はありません。では，「何が問題か」というと，あるべき姿と現状とのギャップです。そのギャップを埋めること＝問題解決となります。実は，経営戦略というのは，ミッション・ビジョンと現状の間にあるギャップを埋めるためのシナリオです（**図11**）。

＊図11 経営戦略は組織のあるべき姿と現状の間にあるギャップを埋める解決策

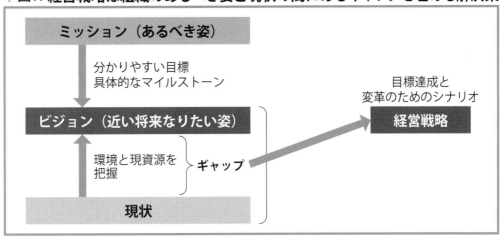

　看護部の目標設定や計画立案に悩んでいるという声や苦手だという声をよく聞きますが，その理由を分類してみると，①ミッションやビジョンが明確でないから計画が立てられない，つまり，あるべき姿が欠如しているから，②計画を立てる時に必要な情報が収集できない，何が必要情報かを明確にできていない，主観的な情報ばかりとなっている，正しい情報のとらえ方ができていないなど，取り扱う情報に問題があるから，③何に向かって情報分析しているのか途中から混乱・迷走している場合，④ロジカルな組み立てができない（慣れていない），苦手あるいは難しいという決めつけからロジカル・シンキングを諦めている場合，などに大別できます。

　まず④についていえば，問題解決プロセスも計画立案プロセスも実は，看護過程プロセスと同じであることはすでに述べましたが，看護過程がうまくできないという管理者はいないでしょう。看護過程では，さまざまな情報を収集し，アセスメントし，患者の目標を達成するためのケア計画を立案しているはずです。しかも，取り扱う情報も主観的なものばかりだったら良い計画ができないことは当たり前です。まずは，「看護過程と同じように」やればいいことだと考えて，苦手意識を排除することからスタートしてみてください。

(2) ロジカル・シンキングとは

　ロジカル・シンキングとは，「筋道の通った思考，つまりある文章や話が論証の形式（前提－結論，主張－理由という骨組み）を整えていること」「ひろく直感やイメージによる思考に対して分析，総合，比較，関係づけなどの"概念的"思考一般のこと」をいいます。

①結論が課題（テーマ）の答えになっている
②縦方向に結論を頂点としてSo What？（つまり？）／Why So？（なぜ？）の関係

が成り立つ

③横方向に同一階層内の複数の要素がMECE (Mutually Exclusive Collectively Exhaustive：相互に・重複せず・全体として・漏れがない＝モレなくダブリなく) な関係にある

という3つの要件を満たすものをいいます (**図12**)。

　そして，論理的思考の目的は，①良い答えを出す（効果的に考える），②早く答えを出す（効率的）ということです。つまり，効果的・効率的な答え，結果，結論を出すことにあります。

しっかりしておきたい〈横の論理〉

　もう少し具体的に説明すると，縦の論理とは，経営戦略・部署目標策定においては，戦略のストーリー展開に欠かせません。さまざまな事実のつながりや関連性を示すことです。一方，横の論理とは，**図12**でたとえれば，最終的な結論（主張）に至った理由はここに示された6つの根拠か，MECE（※ミッシーまたはミーシー＝モレなくダブリなく）かどうかということです。縦の論理は意識しやすいと思いますが，この横の論理をしっかり意識することによって，①正確な意思決定，②思考のスピードと質の向上，③信頼性担保という効果があります (**図13**)。特に，③の信頼性担保はないがしろにできません。自分が設定した部署目標を上司に提出する際などに，MECEな検討をした上でこの結論に達したのだということを示すことは，部署目標を受け取った上司からすると，「信頼できるもの」として受け入れやすくなるということです。つまり，全体的な検討をした上でこの結論に至ったのだということが分かりやすいわけです。もちろん，上司だけではありません。部下になる部署のスタッフに対して説明する際にも全体的な検証した，モレなくダブリなく事実をとらえた中から出た結果であることを端的に示すことで信頼性が増すことにつながるという効果があります。

　例えば，看護学生が看護計画を作成してきた時に，患者のことをさまざまな側面からきちんととらえた上でこの計画を立案したのかどうかを確認するために「（疾患以外も）きちんと見た？」「家族や経済的な情報収集もした？」と聞いたりしたことがあるはずです。この学生がきちんと患者を網羅的に把握した上で，看護問題をとらえて解決するための計画を立案したのかどうかが気になったからではないでしょうか。逆に，自分（看護師長）でも看護部長に部署のことなどを報告した際に，部長から「○○についても確認した？」というような質問をされたことはありませんか？　それもまた，看護部長にとっては師長がきちんと重要

＊図12 ロジカル・シンキングの構造

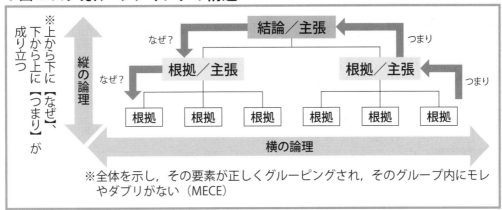

山崎将志：ロジカル・シンキングの道具箱，P.19，日本実業出版社，2009.
照屋華子，岡田恵子：ロジカル・シンキング，P.124～125，東洋経済新報社，2009.より引用，改編

＊図13 横の論理（MECE＝モレなくダブリなく）のメリット

横の論理展開

▶MECE（ミッシー）Mutually Exclusive Collectively Exhaustive　モレなくダブリなく

MECEの3つのメリット

1. **正確な意思決定**　そもそも情報が漏れていると意思決定を間違える恐れがある。
2. **思考のスピードと質の向上**　全体を網羅しつつ，考えやすい単位に物事を分解し，不要なものを切り捨てることで重要なことに思考を集中できる。
3. **信頼性担保**　網羅的な検討をした症候を残すことで，相手の納得感が増す（問題がないものを問題ないものとしてはっきり示すことができる）。

事項を外さずに把握した上での報告や結論なのかが気になるからなのです。いずれも，網羅的な検証をした上での結論であることが分かれば，学生の看護計画に対するこの手の発言も，逆に看護部長への報告時にされるこの手の質問もなくなるはずです。これが，横の論理の効果の③信頼性担保ということです。

ですから，論理的思考を実践する場合には，縦の論理だけでなく，この横の論理も意識しましょう（**図12，13**）。

実は，この横の論理つまりMECEになるような助けとなるツール（道具）が各種のフレームワーク（SWOT分析やクロス分析）なのです。つまり，ここにも，便利なツールの存在を知り，正しく理解し，使いこなすことの有効性があります。

(3) ロジカル・シンキングのために意識したい2つの思考法，「ゼロベース思考」と「仮説思考」

①ゼロベース思考

論理的思考を実施するために重要となる基本的思考方法が「ゼロベース思考（**図14**）」と「仮説思考（**図15**）」です。ゼロベース思考とは「既成の枠を取り外

*図14 ゼロベース思考

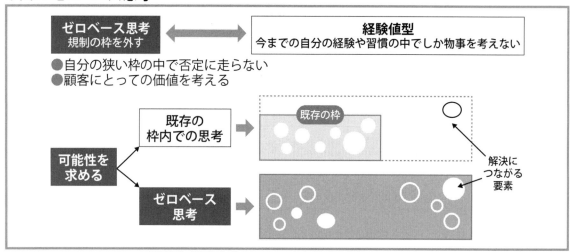

齋藤嘉則：問題解決プロフェッショナル「思考と技術」, P.20, ダイヤモンド社, 2009.より引用, 改編

*図15 仮説思考

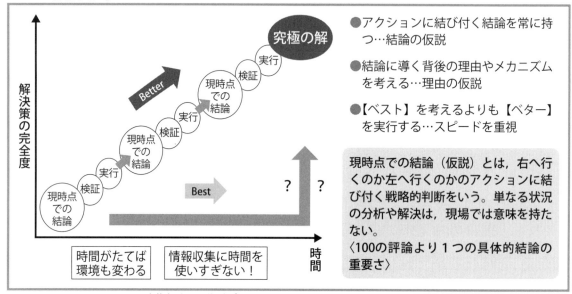

齋藤嘉則：問題解決プロフェッショナル「思考と技術」, P.39, ダイヤモンド社, 2009.より引用, 改編

す」こと，仮説思考とは「常にその時点での結論を持ってアクションを起こす」ということです[10]。一見，簡単なことのように思われるでしょうが，「私の経験では，こういう場合には絶対こういう方法なのよ」という決めつけが代表例の「経験値型（今までの自分の経験や習慣の中でしか物事を考えない）」の思考や，情報収集に時間をかけすぎてありとあらゆる情報を集めることにばかり集中してしまうような，「状況説明型（自分の結論を持たずに延々と状況や事実の説明に終始する）」の思考を取ってしまうことは珍しくありません。人は，経験値型や状況説明型の思考方法を取りがちなのです。しかし，それでは良い結果を導きだすことができません。したがって，まずこの２つの思考方法を理解し，意識して

事に当たるのがよいでしょう。

　ゼロベース思考を行うためのポイントは，どうせ○○はムダだ，などと自分の狭い枠の中で否定に走らないこと，顧客の立場で考えるということです。顧客とは，この場合，問題解決に関するさまざまな人と考えます。自分以外の人の立場に立ってみることが枠を広げるポイントにもなります。自分の枠の中だけでの思考は，本当の解決策を外してしまいかねず，同時に似たような物事の繰り返しになりがちです。そうすると，横の論理展開が"モレありダブりあり"になってしまいます。そのことを知っておくことが必要です。

　例えば，"過去に部署の業務改善のために何度か提案をしてきたものの，受け入れられなかった，だから，改善提案などしても無駄だ"というような考え方をしていると，過去と今のさまざまな状況が異なれば，受け入れられる可能性があるにもかかわらず，決めつけによって1つの可能性をつぶしてしまいかねません。また，今までの患者像ばかりにこだわったり，決めつけたりしていると，今の患者のニーズ対応を誤ってしまうこともあります。ですから，そんな時には，自分のこれまでの経験からだけ答えを出そうとしたりせずに，状況をよく見て，きちんと正しくとらえて考えることが必要になるのです。患者はこんな感じだ，とか，うちの病院はいつもこんなふうだ，とか決めつけることなく，患者にしろ，病院や職場にしろ「今の姿」や「ありのまま」をきちんと見ようとすることが，自分の枠を外して考える第一歩になります。

　特に，看護サービスの向上や改善を考える際には，〈看護師目線〉での議論が行われることが珍しくありません。これこそまさに経験値の高い看護師集団による経験値型思考の弊害です。せっかくの経験値の高さをこのような誤った思考をすることによって，弊害などと言われないように，経験値の高い看護師ならではの良い解決方法を見いだすためにも「自分の経験だけにこだわらない広いものの見方，自分の規制枠を外した思考」を心がけるようにしましょう。

②仮説思考
　もう一つの思考方法「仮説思考」とは，**物事は，時間の経過と共に変化していくので，その時点においての結論を持ち，ベストを考えるよりもベターを目指して，スピードを重視するという思考方法です。**そもそも問題解決の目的は，問題を解決することにあり，いつまでもダラダラと情報収集してばかりいても問題は解決しません。

　病院の廊下で誰かが心肺停止の状態で倒れていたら，どうしますか？　この人

の名前や通院歴，既往歴などを詳細に調べるのでしょうか？　この人がなぜここにいるのかを調べますか？　おそらく，まずは，蘇生を試みるはずです。その状況が進む中で，この人の名前や連絡先，この病院に通院歴があるかないか，既往歴などが分かり，心肺停止になった原因が突き止められて根本的な治療に入っていくはずです。

組織で発生する問題，解決すべき問題への対処の中にもこうした同様事例はあります。何が最も今優先すべきことなのかを考え，右に進むか左に進むかの大きな間違いがなければ，進む方向の角度は後から修正していけばよいというものです。その時点での限られた情報の中である一定の結論を持ちながら，実行していくということを重視する思考ですが，単なる「思いつき」の行動ではないので注意が必要です。

ロジックの真相を知るためのヒント
①風が吹いても桶屋は儲からない?!

「風が吹けば桶屋が儲かる」という話はご存じだと思いますが，その確率を計算したのが**図16**です。それぞれの発生可能性はかなり高く設定させていると思いますが，それでも風が吹いたら桶屋が儲かる確率は約1億分の1です。つまり，風が吹いても桶屋は儲からないわけです。このように，実は，ロジカルといわれているものの中には，ロジカルでないものが数多く潜んでいます。「○○だから

＊図16 風が吹いても桶屋は儲からない?!

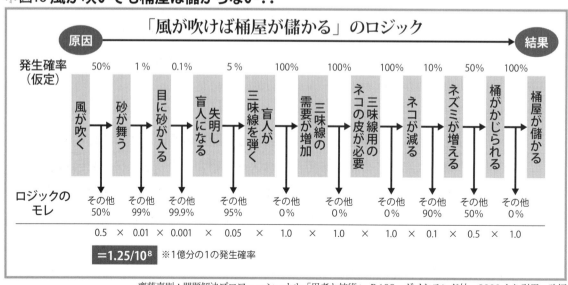

齋藤嘉則：問題解決プロフェッショナル「思考と技術」, P.192, ダイヤモンド社, 2009.より引用, 改編

○○だ」「××なのは××だからだ」というあたかも定説のような話が本当に論理的につじつまが合っているのかどうかを，**図12**を見ながら，考える習慣をつけるのもよいでしょう。日常生活の中にもその能力を高める機会は多くあります。

②時間がなかったから試験のできが良くなかった？？？

期末テストが終わった高校生の二男は，自分が思ったよりできが良くなかったらしい（当然でしょう！　勉強が足りないんだから←母の心の声）。なぜできなかったのかと聞くと，「時間が足りなかったから（……だから仕方がないだろう）」（テストは誰でも同じ時間でやるものだ！　←母の心の声）と言っていました。なぜ時間が足りなかったのか？　聞くと，「最初の方の問題で迷ったり考えたりしていたから（……だから仕方がない）」と言っていました。他にも，「いろいろと他の教科もあるし，やることが多かったし」「結構勉強したけど」などと言っていました。もうお分かりいただけるでしょう。これでは，いつまでたっても究極の答えには近づきません。（まあ……仕方ないじゃん）という気持ちが丸見えのお気楽息子に，「時間が足りなかったのも考えたり迷ったりしたのも，勉強が足りなかったからなのだ。結構やったと思っていても実際には勉強時間が足りなかったということなのだ」それが本当の理由だと認めさせることは母にとって，なかなかに大変なことです。

③ダイエットの方法とダイエット継続の鍵は別

ある管理者研修ではグループワークの中で，ロジック・ツリー（P.63，図29参照）を作成してもらっています。「体重を減らすため」の方法をロジック・ツリーで作成するものです。「体重を減らすための方法になっているか」逆にいうと，「これをすれば体重が減るといえるか」をよく考えてください，と説明してから始めるのですが，これは大変盛り上がり，グループでの議論もかなり活発になります。そうすると，だんだんとズレてくるのです。多いのは，「ストレスを排除しよう」いや，「ストレスを与えればよい」そうそう，「意志も強く持たないとね」とか「鏡を部屋中に張って自分の姿を見て緊張感を持つようにするとかね」と発展？　していく。むむむ，しかし，ちょっと待って。鏡を張ったら痩せる？　意志を強く持てば痩せる？　のでしょうか。

気持ちは分かりますが，それはロジックとしてもつながりません。きっと答えは，摂取カロリーと消費カロリーの関係性と，物理的な排除（脂肪吸引や手術）の大きく３つに分類されるはずです。

皆が重視したい「意志」というのは，その方法を継続できるかどうか，実行す

るかどうかの決め手であって，体重を減らすための方法論にはなり得ません。似ているようで違います。

　ここにも，もっともらしい（ロジカルらしい）がロジカルではない状況があります。

3) 知っておくべき"事実"の見極め

　実は，"人間"の行う意思決定には，いくつかの無意識下で働く心理的傾向があります。それらは，「暗いところは怖い」的な生存に基づいた欲求から生まれてきた場合が多く，したがってそれなりの必然性があり，多くの場合はうまくいくといいます（「これはやめておいた方がよい」というような場合には，必ずしも細かな分析をしているわけではなく，直感的にそう決めていることがあるはず）。しかし，そうした普段の情報の処理を効果的・効率的に行うための仕組みが，ある局面では「バイアス」としてマイナスに働いてしまうことがあります。より良い意思決定を行うためには，そうした「バイアス」を理解することも必要といえます。

(1) その「事実」は本物か

　意思決定に必要な情報収集は「事実」の収集です。しかし，事実とされているものの中には，「表面的な事実」「みなされた事実」「報告された事実」「希望的事実」「受け入れられている事実（事実のレッテルを貼られ，事実として受け入れられた事実）」があり，これらは実は事実とほど遠いものです。必要な情報を収集して客観的に分析することが，一般的には良い意思決定のポイントではあるものの，それを事実ととらえる場合には，

①誰にとっての事実か
②どういう立場から見た事実か
③どのような事実か（エセ事実ではないか）

を十分確認する必要があります[11]。

　特に，人から得る情報については，そもそも情報提供者の主観や解釈が入っている場合があり，そのようなバイアスがかかっている可能性があることを知った上で，事実の見極めをしなければなりません。「みんながそう言っています」などと言う時も，一部の人が言っていることを"みんな"というように話すことも珍しくないし，日常的にはこれらの情報が"いわゆる"事実として耳に入ってくることは珍しくありません。加えて，**管理職の立場にある人には「耳ざわりのいい報告」が部下から事実として伝えられることも珍しくないのです。そのことを**

よく知った上で，看護管理者である立場の人に「事実」としてあらゆる方面から伝えられていることが本当に事実としてよいことなのかどうかを，冷静に判断することが意思決定の過程において非常に重要だといえます。

(2) 意思決定によくある心理的バイアス

しかし，一方では，できる限り事実を集め，合理的に分析し，決定しても後で失敗した，ということも多々あります。それは，人の行う意思決定にはいくつかの無意識下で働く心理的傾向の影響があるからだといいます（**表2**）。

この表をよくご覧いただくと，自分に当てはまると感じるものもあるのではないでしょうか。相手のことを知るのは自分を知るよりもたやすいといわれますが，意思決定の場面においても，組織の意思決定のクセや上司や部下のクセをよく知ることも重要です。その上で，**意思決定者である自分の傾向—自分の意思決定のクセ—をよく知ることはさらに重要なポイント**になるでしょう。

〈意思決定場面の"あるある"〉

また，意思決定場面には次のような「あるある」が存在します。そのいずれもが，人間が行うものである所以（ゆえん）で，「自分」が行うものである所以です。人間のモノの見方や考え方の特徴を理解しておき，自己の意思決定場面においてこれらの罠にはまっていないかと振り返ることができるかが，より良い意思決定ができるかどうかの分かれ道になります。

- 人間は「事実」を選択的に見る。
  - →立場・考え方・仮説によって「事実」や「重要度」は異なって見えてくる。
- 人間の記憶は，客観的なものではなく，思い出す時に「再構成」される。
  - →人間の記憶は実は極めて曖昧であり，間違っていることも多い。
- 意思決定は，「新しい情報」「目立つ情報」にも影響を受けやすい。
- 「緊急性」と「重要性」では前者が優先されることが多く，それが根本的問題を解決できない原因であることもある（特に看護管理場面で多い）。
- 成功や失敗の原因は，行動が目に見える「人」に求められることが多い。また，「成功は自分の貢献，失敗は環境のせい」「他人の成功は環境や運の結果であり，失敗は本人のせい」と考えがちである。
- 人は**自分の能力・判断に関しては自信過剰**である（自信の度合いと判断の正確性は比例しない）。

特に，「自分の判断に関する自信過剰」については，当然のことですが，経験の浅い新人よりも経験豊富な管理者によりその傾向があります。豊富な経験が役

＊表2 意思決定によく見られる心理的バイアス

	身近にデータから判断しようとすることによって生じるバイアス	
1.	思い出しやすさのバイアス	最近起こったことやより記憶に残っていることが意思決定を左右しやすい
2.	記憶の仕方によるバイアス	記憶の仕方に一定のパターンがあると，未知，違うことに対してもそのパターンを適用しやすい（例：あのあたりにはお金持ちばかりが住んでいる）
3.	関係の思い込み	2つのことが何回か同時に起きると，（偶然であっても）2つには関係があると思い込みやすい
	「代表例」に左右されることによって生じるバイアス	
4.	確率の無視	情報が多いと，惑わされて基本的な確率のデータを忘れてしまう（例：起業家が必ず成功するものだと思い込む）
5.	サンプルサイズの無視	特殊事例（サンプルサイズ＝1）が意思決定を大きくゆがめることがある
6.	確率の見誤り（ランダム過信）	失敗が続くと，次は成功すると思う（数回連続の失敗は統計上よくあること）
7.	中間値への帰納（Regression to the mean）の無視	一般に，大変よい結果が出た次は悪いデータであることが証明されているが，過去のデータの延長を信じたがる
8.	具体性のワナ	より具体的な記述（例：女性の先生）の方が，一般的な記述（例：先生）以上に確からしいと思いやすい
	間違った基準に引っ張られることによって生じるバイアス	
9.	基準修正の失敗（Anchoring）	いったんは「基準」が頭に入ると，それを修正することは難しい（例：根拠がなくても評判が気にかかる，第一印象に引っ張られる）
10.	同時の錯誤	物事が同時に起きる場合には確率を過大予測し，独立に起きる場合は過小予測する（例：締め切りに5つのプロジェクトが間に合う）
11.	自信過剰	比較的難しい問題に対する自分の判断を過信する傾向がある（例：生徒の8割が自分は平均以上だと思う）
	その他のバイアス	
12.	偏った情報収集	自分の考えを正当化するデータばかりを（無意識に）探し，合わないデータを無視，過小評価する
13.	結果からの後づけ（ヒンドサイト・バイアス）	結果が分かった後，自分はもっとうまくやれた，思った通りだったと過信しやすい。自分が知っているが他人が知らないことを教える場合，いかにも他人が知っていて当然のように教える

清水勝彦：経営意思決定の原点，P.59〜60，日経BP社，2008.

立つことが多い半面，自己の判断や決定に対して自信を持ちすぎる傾向があるということも，管理者自身が押さえておくべきポイントです。

(3) 情報に振り回されていないか？

　さて，インテリジェンスという言葉を耳にしたことはあるでしょうか？　日本では，スパイや盗聴に代表されるような国家安全保障の世界のもののように思われがちですが，その意味するところはもっと広いものです。インテリジェンスと

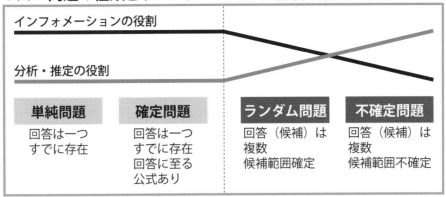

北岡元:仕事に役立つインテリジェンス, P.19, PHP新書, 2008.

は,「インフォメーションから生産され,その生産過程はインフォメーションの収集・加工・統合・分析・評価・解釈からなり,判断・行動するために必要な知識」と定義されています。数ある情報を分析し,判断・行動に必要となる情報を生産するのがインテリジェンスということになります。つまり,意思決定とも大いに関係のあるものなのです(※参考までに:日本語ではInformationを情報と訳すが,中国語ではInformationは信息,Intelligenceを情報と訳すらしい)。

さて,**図17**は,問題の種類別にインフォメーション(いわゆる情報)の役割と分析・推定の役割の大小を比較したものです。単純問題や確定問題の場合には,インフォメーションの役割が大きく,ランダム問題や不確定問題の場合には,分析・推定の役割が大きくなります。「インフォメーションは,自らが意味するところを語らない」[12]という言葉がありますが,インフォメーションとは,あくまでもインテリジェンスを生みだす材料であるということです。つまり,**情報は単なる情報にすぎず,それを丹念に分析・推定することで初めて,判断や行動に結びつくものになります。**その状況によって,どちらがより強い役割を持つのかが変わります。看護管理の場面においても,解決すべき問題は単純なものから,答えのない複雑なものまでさまざまあるでしょう。そういう時には,インフォメーションだけですむ問題か・すまない問題かを見極めることで,ただただ情報収集を行い情報の洪水に溺れることを避けることが可能になります。

また,情報の多くは,「百聞は一見にしかず」といわれ,人づてに聞くよりも現地で自分の目で見た方が精度の高い(=間違いのない)情報収集ができるといわれる一方で,その"一見"にも個人のバイアスがかかる可能性を秘めていることが指摘されています。現実には,現地に行かずともかなりの情報を収集できます。情報収集において,その8割は公表・公開情報といわれ,実は,公表されている情報からほとんど正確にその組織や状況を把握することが可能といわれてい

ます。看護管理者研修などで，競合となる病院の情報分析に簡単に触れることがありますが，その際に，「よその病院のことは詳しく知ることは難しい」という声もよく聞きますが，そうではありません。もちろん，内部の人間ではないので，今自分の働く病院を知るように病院内部を知ることはできませんが，その病院が公表している数々の情報からだけでも，自院との比較もでき，さまざまなことを知ることが可能なのです。つまり，情報はたくさんあります。その情報は何も特殊な方法で収集するのではなく，まずは公表されている事実・公知の事実を集めることで大半のかたがつきます。あとは，それを単なるインフォメーションとして手元に置くのでなく，目的達成の「情報＝インテリジェンス」として活用することが意思決定者のやるべきことでしょう。手元にインフォメーションの山を置いておいても役に立ちません。

インテリジェンスを知るための ヒント
ある家族のハワイ旅行の話

私たちは日常的にインテリジェンスを駆使しているという話です。

ある家族のハワイ旅行のプロセス	インテリジェンス的解釈
そうだ，みんなで夏休みはハワイへ行こう！ と，家族全員で旅行先をハワイに決めた。	組織レベルの目的を決める
じゃあ，いろいろ情報集めましょう！ と，楽しい旅行にするためにいろいろな情報収集。 　旅行業者に行きパンフレットをもらう 　インターネットで情報を検索する 　航空券（できれば安く）＋ホテルをどうするか 　ハワイに出かけたことがある人から話を聞く 　ハワイの気候はどうか　服装をどうすればよいか	要求される情報の明確化 公開情報 信号情報 公開情報＋信号情報 人的情報 人的情報＋信号情報
これらの情報を精査した上で， **それじゃあ，こんなプランで行こうか！** と，予算・スケジュールが決まる。	組織レベルでの戦略策定 （収集した各種情報を分析・評価し最適なスケジュールと予算を決める）
いざ出発！	実行
思ったよりこのお店いいね！ **ここのホテルインターネットで見たより古くない？！** **ガイドブックで見た通りだ！** など，現地では情報収集した内容と実際の状況を比べた会話が行われる。	情報精度の評価
帰国後，家族での旅行話 「あそこの○○はよかったね」「まさかあんな景色が見られるとはね」「思ったより，お金かかったね」	全体評価 （「ハワイ旅行」は情報収集した内容に沿って実行されたかの総括）

菅澤喜男（日本コンペティティブ・インテリジェンス学会長）：日本経済大学大学院開学記念講演資料より筆者作成

しかし，もし，一家の長であるお父さんが極めてワンマンで家族の言うことを聞き入れない人であったならば，情報を収集・分析する家族はどのような行動をするかというと，

・お父さんの言う通りに計画を立てるために必要な情報を収集する。
・お父さんの性格を念頭に置きながら，お父さんに受け入れてもらえそうな情報を収集し提供することで，家族の希望をかなえようとする。
・お父さんをうまくだます情報を収集し提供することで，家族が希望している計画を通りやすくする。
・お父さんの言う通りに計画をした場合，家族旅行は最悪の結末を迎えることも予想されるが，行かないよりは行った方がよいので，すべてお父さんの指示通りの情報を収集し提供する。

というパターンをとります。

情報収集をする者（家族）が，具体的な戦略を決定し執行する者（ここではお父さん）に配慮し過ぎて「収集した情報は受け入れてもらえないのではないか」と考えると，提供された情報の客観性は失われます。 その結果，家族旅行に参加する者（家族）には面白くない旅行となり，お父さんとのお付き合いになってしまうことも予想されるといいます。このような，状況を「インテリジェンスの政治化」と呼ぶそうです。

皆さんの組織では，どのような状況で経営者あるいは重要な決定を下す人に情報を提供していますか？　インテリジェンスの政治化は存在しませんか？

4）意思決定後のマネジメント
（1）組織の意思決定の特徴

個人生活における意思決定と組織の意思決定には違いがあります（**表3**）。個人の意思決定は，自己責任で筋道，方法，手段を決定できますが，組織ではそう単純にもいきません。組織の意思決定では，「決められた案件にベストの意思決定をする」こと以上に「どの案件の意思決定をするべきか」が極めて重要になります。つまり，「問題は何か」「解決すべきことは何か」が重要[13]なのです。

また，本章の冒頭で述べたように，意思決定とは未来への決定であることから不確実性の完全排除は難しく，必ずリスクを伴います[13]。しかし，仮に間違ってしまった意思決定でも，その後の実行の過程が修正を加えたり，決定そのものを

※表3 個人生活の意思決定と組織の意思決定の対比

個人生活の意思決定	項目	組織の意思決定
自分で自分の意思を選択	決定権限	組織の意思決定権限を分担
結果の影響は自己へ	結果の影響	影響は組織全体へ
責任はすべて自己へ	責任	責任分担に応じた責任
自己生活の全方位のテーマ	テーマ範囲	連帯責任としての全社テーマ 参画と個別責任としてのテーマの把握
自己の生活に関するテーマ数	テーマ数	組織の活動に沿ったテーマ数
自己で全プロセスを担当	解決プロセス	組織構成員多数と解決

中島一:意思決定入門（第2版），P.24，日本経済新聞出版社，2009．

改めることで，良い結果を導くことは可能なのです。意思決定を支える良い実行が良い結果に導くのです。

　つまり，「意思決定をして終わる」のではありません。意思決定は出発点にすぎず，意思決定されたことが共有され，それに向かって「実行する」ことなしに，意思決定の目的は果たされません。したがって，その「実行」に関してどのようにマネジメントするかが看護管理者の重要な役割となります。

(2) 組織の意思決定に見られる5つの病状

　さて，組織の意思決定には良く見られる病状があると言われています（**表4**）。「決められない」「決め急ぎ」は，意思決定者の傾向（組織の意思決定スタイルの傾向）によるところが大きいが，「決めたはず」「決めっぱなし」「決めすぎ」は，意思決定された事項をどのように組織に落とし込んで実行するのかという，マネジメントの方法がまずいケースがあります[5]。

①決められない

　何かを決めるということは，何か新しいことを始めるということで，これまでになかったことをしたり，これまでのことを変えたりするのには大きなエネルギーがいるものです。実は，これに対して何も決めず，何もしないということは実に「楽」なのです。

　現状そこそこ満足しているような場合には，組織も人も損するリスクを非常に高く見る傾向があり，逆に現状に非常に不満な場合には損するリスクよりも得するリスク可能性の方に目が向きます。さらに，もし何かして失敗したら，それが環境やコントロールできなかったことが原因であっても，その「人」が責められるのが現状で，「前例」がなければなおさらです。一方で，何も決めずに組織の業績が悪くなっても環境や運のせいにできるかもしれない。そう考えてみると，「決めない」ことは，意思決定者にとって，「楽」で「リスクが小さい」ことになります。

※表4 組織の意思決定に見られる病状

	状況	それによる問題	原因	解決策の方針
意思決定者の傾向（組織の意思決定スタイルの傾向によるところ）が大きい	決められない	・優柔不断で行動が遅れる ・資源を消費し，他の意思決定ができなかったり遅れたりする（決められないことの副作用）	・何もしないことが心地よい ・確信が持てる選択肢がない	・現状への不満足の明確化（危機の共有） ・実行への視点の転換（行動によって拓ける）
	決め急ぎ	・拙速	・どうせできない ・準備不足 ・心理的なバイアス（成功法則への過信） ・早く決めて楽になりたい（「最新の経営手法」に飛びつく）	・準備をする（考えておく，考える） ・がまんする
決めたことをどのように実行に落とし込むのかというマネジメント方法によるところが大きい	決めたはず	・決定事項が実行されない ・実行されないまま忘れられていく	・決定の目的化 ・経営と現場の認識ギャップ・忙しい	・経営と現場のコミュニケーションによる優先順位付け
	決めっぱなし	・決めたことの評価／見直しの欠如 ・決定の自然死 ・組織として失敗の知識が蓄積されない	・測らない ・現場の状況がトップに伝わっていない	・結果を測る ・現場の状況をトップに伝える（経営と現場の正直なコミュニケーション）
	決めすぎ	・現場の疲労 ・実行力の弱体化（あきらめの増進） ・組織としてノウハウを蓄積できない	・（個人的性格） ・成功体験 ・失敗体験	・結果を測る ・フィードバックを行う

清水勝彦：経営意思決定の原点，P.158，日経BP社，2008．

　何かしなくてはならない，と思ってもたくさんの選択肢からどれを選べばよいのか分からないという場合もあります。「難しい問題だから，じっくり考えないと」と，情報ばかり膨大に集めたりすることになるが，情報が多いほど正しい意思決定ができるとは限らず，それよりもオーバーフローになって「ますます分からなくなった」り，「何でもいい」となったりすることもあります。そんな時には，動きながら考える「仮説思考」を思い出してください。

　そうして，この「決められない」ことの結果，本来，その他の意思決定や実行に使えるはずだった時間や資源を引き続きその案件に費やし続けるということになります。できるだけ時間をかけて行うことは必ずしも悪くないが，組織の意思決定では「延び延び」になっている間に環境やさまざまな状況が変わり，また新たな意思決定が求められることになります。意思決定の先延ばしは，その他多くの意思決定と実行に影響を及ぼすことになります。

②決め急ぎ

　「決められない」の裏返しが慎重であるとすれば、「決め急ぎ」は対極の問題で、「決め急ぎ」の裏返しは、「拙速」になります。同じように見える「素早い判断」が「迅速」ではなく「拙速」になっている多くの原因は「準備不足」だといいます。決められないことはだらしないことであって、決断が早いことは強い意志の表れと解釈されることが多いのですが、準備なく素早い決断をするということは、ヤマ勘・直感頼りなだけです。準備を十分した上で最後の決断を直感に頼ることと、何の準備もなく、ただ直感に頼るのは大違いだということです。

　また、重要な意思決定であればあるほど、悩みやストレスも大きくなることから<u>「早く楽になりたい」という気持ちから決め急ぎにつながることもあります。</u>さらに、個人の要因だけでなく、「みんながいいと言っているのだから自分はどうかと思うがやってみようか」「もし自分だけ反対したに後ろ向きだと思われないか」という良く言えばチームワーク精神、悪く言えば保身の姿勢が、「スピードが大事だ」というお題目の影にあることがあります。

③決めたはず

　実は、「決めた」だけでは、何も起こりません。やると決まった事柄が何カ月も棚上げになっていたり、新しいルールが決まったのに誰も守っていない、知らないといったことは身の回りにないでしょうか？　何も起こらなければ、そのうち忘れられていくため、そもそも何のためにそんな意思決定をしたのか、ということにもなるので、要注意です。

　これは、個人の問題だけではなく、「決められたことが実行されないことが許されている」という組織の問題でもあります。このような意思決定に従わない組織には、

①決定の目的化：決定すること自体が目的・ゴールになっている

②経営と現場とのギャップ：経営と現場、管理者スタッフのギャップ

③忙しい：現場の「忙しい」という訴えに、「それなら仕方ない」という対応を
　繰り返している限り忙しさは増大し、結果として決定事項は実行されない

という大きく3つの原因があります。②について詳しく言えば、同じ言葉を使っていても、それぞれの立場でとらえ方が全く異なるケースがあり、"師長「今年は○○について頑張りましょう」、スタッフ「分かりました」"となっても、一体、何をどのように頑張るのか、実はあまりにも多くの重要な問題が現場任せや、個人の創意工夫次第になっていることが意外と多いものです。さらに、立場によっ

て見方が違うのは当然のことで，同じ（はず）の決定を言葉で見聞きし，別の解釈をするということは珍しくありません。だからこそ，両者の間には十分なコミュニケーションが必要なのです。

④決めっぱなし：決めたことの評価・見直しの欠如

"意思決定の自然死"と呼ばれる状態です。意思決定事項は，きちんと評価され，必要があれば見直されて当然ですが，現実的にはなかなかそうでもないことがあります。「決めたはず」でも触れたように，決定が目的になっている場合には，すでに決定した時点で目的が達成されるので，見直す必要もなくなるのも当然といえます。正しく測定し，その測定を評価し，その評価を意思決定責任者に正しく伝わることが決めっぱなしを予防するために必要となります。

⑤決めすぎ

いわゆる「朝令暮改」は，①スタッフが振り回されて疲弊する（どうせまた途中で取りやめになるだろう……），②組織の実行力が弱まる（どうせそのうち変わるからと妥協が生まれる），③組織としてのノウハウが蓄積されない（あれこれやっていれば，広く浅く知識は得られても深い知識や経験の蓄積にはなり得ない）という点で問題となります。

このような決めすぎにも，成功体験や失敗体験が影響しているといいます。記憶の曖昧さや選択的認識を思い出していただければよいが，これをやれば間違いないという成功体験による自信過剰や，また失敗したらどうしようという失敗体験による不安から，次々と「決めすぎ」という病状が悪化します。

師長さんによくある意思決定エラーを知る ヒント
あるある？ いるいる？ まさか自分?!

①「忙しい」発言

ある病院では，看護師の採用強化のためにホームページを充実することにしました。先日の会議で，ホームページのコンセプトを明確にし，何をいつまでにやるかのスケジュールを作成し，担当責任者も決めました。このプロジェクト・リーダーであるA師長が，それぞれの担当者に進捗を確認したところ，ブログを担当するある看護師は，「すみません。でも，それどころじゃないほど，入院患者さんのことやスタッフ指導で忙しくて大変なんです!! まだまったく手つかずです」と言うので，しばらく様子を見ることにしました。しかし，その後2週

間たっても何の進展もなく，時間ばかりが経過しています。こちらから声をかけなければならないのは分かっていても，また「忙しいんです！」と言われることも分かっているので何となく言いにくい状況です。しかし，このままだと予定通り進みません。この際，自分が代わりに担当もやってあげようかとも考えていました。

そんな時，急に看護部長からホームページの進捗状況を質問され，A師長は「それぞれ担当もいろいろと業務が立て込んでおりまして……」と言い訳に終始し，「忙しい」発言の師長に振り回され，全体のプロジェクトの進捗の把握が正確にされていませんでした。

→よく見られる「忙しい」発言に振り回されるパターン。親切のつもりで，代わりに担当業務をしても，表面的には感謝されるものの，「またやってもらえばいい」程度にしか思ってもらえません。まずは，プロジェクトの重要性をメンバー間でしっかり共有することが必要です。スケジュールや担当者決めの前に「意義・目的・優先度」のすり合わせをしっかりする必要があります。また，プロジェクト・リーダーは，全体の進捗をしっかり把握し，正しい状況を部長に報告する必要があります。「決めたはず」「決めっぱなし」に該当するケース。

②後出しじゃんけん方式

師長のBさんは，看護部の師長会議などでは自分から積極的に発言するというより，みんなの声をよく聞いています。そして，部長から意見を求められると，A案，B案それぞれのメリットやデメリットを理路整然と述べますが，どちらを支持するのかは明言はしません。最終的には，多数決で決めた師長会議での決定事項がうまくいかないと，「本当は私は最初からうまくいくかどうか心配だったのよ，だって……」と言っています。しかし，また次の修正案を検討する会議でもすべての案について分析するにとどまりました。出席者からはそんなに批判ばかりするなら，代替案でも提示すればいいのに……と思われています。

→後出しじゃんけん方式。「私が決めたわけではない」という余地を残し，自らの責任を軽減するような行動をとっています。情報分析が得意でも理論的であっても，意思決定者は，「評論家」ではありません。リスクを取って意思決定し，決定事項を実行するためのリーダーとなっていくことが求められます。「決められない」に該当するケース。

③スタッフの声だけに頼る……

師長のCさんのモットーは，「部下の声を聞く師長」です。師長になってから

ずっと,スタッフの声を尊重することを心がけています。今年の部署目標もスタッフと相談して決めました。スタッフからは業務が多すぎて疲労感が強いという訴えが多く,来年度は人員増を要請することにしました。病棟で毎日仕事をしているのは,スタッフです。そのスタッフの意見で目標設定することが本来の姿だと信じています。

→こちらもよく見聞きするケース。スタッフの声を「情報」としてとらえ,その情報が本当に正しいかどうかを精査する必要があります。また,スタッフの声を吸い上げるというのは聞こえはよいが,実は,意思決定者としての責任を放棄しているという側面もあります。組織において,現状を正しくとらえて,より成長するために目標を設定し,実行を促すのが管理者としての役割です。スタッフの声をよく聞くことと,スタッフの言いなりとは違います。

※ヒントの初出：月刊ナースマネジャー,Vol.14, No.6, P.58〜64, 2012.

5) 意思決定の上手な師長になるための行動と思考ポイント

　近年,国政においては安全保障法制やマイナンバー制度の導入可否といった大きな意思決定が迫られたことがありました。賛成派,反対派それぞれの主張がありましたが,マスコミは,毎日「批判」ばかりしていました。どっちにしろいつも「批判」し続け,マスコミ自らが「こちらの方が良い」という案は出しません。さらには,その批判が間違っていた時でも自らの批判を訂正しているのも見たことがありません。評論家ではいけないということを書きながら,日本は評論家天国だな……と思ったりもしました。さらには,国会議員なのに,この重要な採決を棄権する議員もいるといいます。裏では反対を煽っておきながら,自らは欠席・棄権なんて責任放棄も甚だしいことです。日本の一大事というこの状況でそれはないでしょう,と言いたいです。

　さて,皆さんも少し仕事を離れて,周りを見渡してみてはいかがでしょうか。世の中はたくさんの意思決定の積み重ねで形成されているものです。その中で,自ら,考えたり,意見を持ったりすることが,仕事の中での意思決定にも大いに役立つものです。何も政治の話ではありません。同じネタのお寿司が"こちらのすし屋では1,000円なのに,あちらのすし屋では5,000円。その違いはなぜ？　何を意図してそれぞれの店主はそう決めた？　その値段にした時の顧客満足はいかに？"高いから損したと思うとは限らないはずです。一見関係なさそうな事柄で「感性」を磨くことは,意外と自分の意思決定力を高めるものです。

上手な意思決定のための7つの行動ポイント

①自分の意思決定に自信を持つ

②自信を持てるだけの十分な分析をする

③分析の根拠データを的確に収集する

④事実を見極めるための心理的バイアスを知る

⑤効果的・効率的に分析する手法を活用する（フレームワークを使いこなす）

⑥決めたことを部下に周知し，実行することができる（コミュニケーションとリーダーシップ）

⑦感性を磨いている（直感や経験も否定するものではない）

　これらを改めて眺めてみて，「私はそこまでできるかどうか……」と感じられるかもしれないので，付け加えると，この中のほとんどは，「知識」として習得が可能で，「知識を活用」すれば対応できることなのです。知らず知らずのうちに身につくものでも，ある日突然できるものでもありません。意思決定に必要な「知識」を求め，その知識を積極的に「活用」し，繰り返し使うことで「知識という道具を自分のものに」すればよいのです。そうしたら，覚悟と自信は自ずとついてきます。よく，"自信を持てる人がうらやましい"，というような発言も耳にしますが，私には，自信を持っている人はそれに足るだけの努力をしているように見えます。そういう人が看護管理者にはたくさんいるはずです。

　失敗も結構！　「同じ失敗をしない。そうであれば，失敗は次の成功への準備」そう思って，日々の数多くの問題と向き合い，解決してください。

　「戦略とは組織を成功に導くためのシナリオ」です。経営戦略を難しい言葉で難しく考える必要はありません。要は，今より少しでも，今よりもっと組織を良くするための道筋を示すものです。ですから，迷路ではなくすっきりと分かりやすい道を示す必要があります。迷路では，ゴールにたどりつけない人が続出します。

　では，ゴールは？　というと，それもまたいろいろなゴールがあるなどと複雑に考えてはいけません。ゴールは，組織のミッションやビジョン（なければ中期目標でOK）のことです。看護部の戦略策定とは，病院全体の戦略・ミッション・ビジョンを見ながら，そのゴールに向かうような道筋を示すことなのです。同じように，部署目標であれば，看護部のミッション・ビジョン・戦略を見ながら，その方向に向かう道筋を示すのです。

　そうです。まずは，至ってシンプルに考えることが大事なのです。くれぐれも，

戦略策定や部署目標設定は「難しいと決めつけ」て，シンプルに考えられることをわざわざ複雑怪奇なものにしない，話を複雑にしないことが何より大事だと考えてください。難しいことをしているのだという"思い込み"と"決めつけ"を排除することからスタートです。

しかし，なぜみんな「難しい」と言うのでしょうか。どうも，私には，自分の計画が正しいのかどうか，自分の計画は100点かどうかを気にしているように見えるのです。それが，実はナンセンスなのです。戦略策定や部署目標設定とは「先のことを決める」のですから，誰にも100％の正解などありませんし，先に予想外のことが発生したら予定通りに物事が進むとは限りません。つまり，保証はないし正解もないのが現実なのです。当然のことながら，ただの出たとこ勝負や占い師的な直感でエイヤ！　で部署目標や戦略を決めるなどはダメです。正解はないけれど，成功の可能性を最大限高めるよう，失敗リスクを最小限にするような思考が求められます。

ですから，正解かどうか，良い点数を取りたい，などという"ちっぽけな考え"は捨てて，管理者である**自分がどうしていきたいのかということを真剣に考えて結論を出す**ことが大切です。この部署・部門のこの先（将来）を少しでも（もっともっと）よくするためにはどういうことをしていこうと考えているのかを明確にすることにこだわりましょう。大事なのは，「自分がどうしていきたいのか」ということで，**「本気でそう思えるもの」**をつくることなのです。

意思決定を楽しめるヒント
自分で決められることを楽しむ

当事者意識が重要という話がありますが，荷が重いですか？　プレッシャーでつぶされそうですか？　失敗したら大変なことになりますか？　どうですか？──そんなこと大したことなさそうに思いますが，いかがでしょうか。

それよりも，自分が思い描いた将来を想像してみてください。今よりもっとよくなる姿を描いた計画であるはずです。それを楽しまない理由はありません。自分で決められる・選択できる，そのことをもっと楽しんで事に当たった方がよいと思うのです。「それができるのが管理者の醍醐味だ」と考えて事に当たってほしいと思います。

「あー，また来期の計画を立てないといけないのだ」「あれもやらないといけないし，これもしなければならない」という思いで作られた計画には，そういう気

持ちがにじみ出て，それがスタッフには敏感に伝わります。「何か大変そうだな」「またやることが増えるんだ」というネガティブなとらえ方になります。

しかし，「このような病棟にしたいのよ！」「みんなでこんなことがしたいのよ！」「こんなふうになったらいいと思わない？」という気持ちで策定した計画や戦略からは，管理者の意気込みや思いや本気度がにじみ出て，聞いているスタッフも「そうなるといいな～」「そうしよう」「頑張ろう」という気持ちになるものです。

自分で決められることを喜びと感じ，来年の姿を考えられることを楽しむことが，成果にもつながるそうです。楽しめるから，一生懸命にできます。一生懸命だから調べたり努力をします。そのことが良い成果を生むのだそうです。つまり，楽しんで事に当たる方が成功の確率を高めるということなのです。

問題発見と問題解決

ここまで，意思決定を中心に基本的知識を学びましたが，ここからは，ある意味，より良い意思決定をするために問題発見や問題解決そのものの理解をしていきます。問題解決と意思決定とは密接な関係にあります。意思決定をブレずに行うためには，問題発見・問題解決の基本スキルが欠かせません。

1）問題とは何だろう

前述したように問題とは，図18で示すように，あるべき姿と現状の間にあるギャップのことをいいます。そのギャップこそがいわゆる"問題"であり，問題を明確にした上で，解決策を打つことが問題解決です。しかし，あるべき姿が明確でないとそもそも問題発見ができませんし，現状を正しくとらえることができないと，ギャップを明確にすることもできず，正しい解決策が打てないことになります。問題は一見複雑ですが，まずは「問題とは何か」を示した図18を頭に入れておくとよいでしょう。

＊図18 **問題と問題解決策**

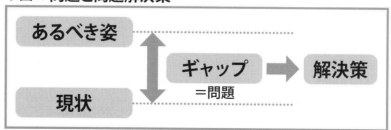

前掲**図11**（P.31参照）は，経営戦略を図で示したものです。前述の問題と問題解決の構造図と同じようになります。あるべき姿としてのミッション・それを具体化したビジョンと現状との間にあるギャップを明確にし，そのギャップに対して解決策として存在するのが経営戦略となります。

2）問題発見できない４つの理由と対策[14)]

「何が問題か」を的確にとらえないと，その後の解決策が的外れになり，問題解決しないばかりか新たな問題を引き起こすことさえある，ということは前述したが，問題発見できない理由は，次の４つに分類されます（**図19**）。

①問題を定義する前提となる「あるべき姿」を的確に描けていない場合：ビジョン構想力や問題設定力が欠如しているためにあるべき姿をイメージできない，パラダイム（構造・枠組み）変化の認識力が欠如しているためにあるべき姿を間違えている場合があります。

②現状の認識・分析力が低く，正確な現状の把握ができていない場合：「問題意識〈Will〉の欠如」と「分析スキル〈Skill〉の欠如」による場合があります。

【Willの欠如の背景には】**①問題の隠蔽，②現状について，当事者は明確だと思い込んでいても，客観的には非常にあいまいな場合，③問題の先送り，④本質的な問題に直面することを回避する傾向**（特に個人の場合には，現状を何とか維持しようとするあまり，本質的な問題には直面したくないという問題回避志向がある）があるといわれています。

【Skillの欠如の背景には】さまざまなマニュアル化が進むことにより，すべてをマニュアルに当てはめることに意識が向かい過ぎて「問題を処理する」という発想だけになってしまっていたり，そもそも分析方法や考えるスキルが

※図19 こうならないように気をつけたい問題解決を阻害する４つのNGポイント

①あるべき姿が明確でない・あるいは正しくないのはNG
あるべき姿
③あいまいな問題把握や優先順位づけできていない問題把握はNG
ギャップ ＝問題 → 解決策
②現状把握が正しくできていないのはNG
④とりあえず，「何かやらなきゃ」的発想で解決策もどきを繰り返すのはNG
現状

失われてしまっていることさえあります。
③ギャップの構造を解明して、問題の本質を具体化・優先順位づけすることができていない場合：問題を表面的にしかとらえず、曖昧な状態のまま解決しようとしたり、問題の原因が複数ある場合に優先順位づけできない場合があります。すべてを解決しようとするものの、解決しない問題が残り、機会損失をもたらすことになります。
④実行可能な解決策から逆順で短絡的に問題をとらえている場合：自分のできそうな解決策だけに目を向けて問題をとらえるために、ゆがんだ目で問題をとらえることになってしまいます。問題と解決策は切り離して、ゼロベースで考えるようにします。

3）だ・か・ら！ツールを使って上手に問題解決を

そこで、登場するのが、SWOT分析やクロス分析など、経営戦略や部署目標策定時に使用されることの多いツールたちです。問題解決プロセスとツールを対応させるとこのようになります（**図20**）。

正しく現状をとらえるためにSWOT分析、ギャップ（部署目標策定の場合には部署の課題）を整理するためのツールがクロス分析、その過程で抽出された多くの課題の優先度づけを行うためのツールが二次元展開法となります。用途や目的に応じた正しいツールを選択することはもちろん、ツール使用時にも、使用目的をしっかりと理解した上で活用することが大切です。

ツールを使うこと自体は目的ではありません。正しく現状を把握し、問題を抽出し整理し、優先度づけすることによって、成功可能性の高い（不確実性を最小限にした）経営戦略や部署目標を策定することこそが、これらのツールを使用する目的となります。

＊図20 問題解決プロセスと活用ツール

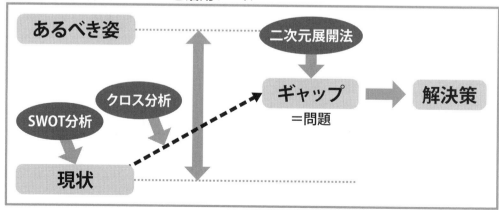

第3章

脱・自己流！
SWOT分析を
正しく理解する

――マネジメントに活用できる
　便利な道具（ツール）たち

フレームワークって何？

1) フレームワーク活用の目的は, 「考える：シンキングツール」と「伝える：コミュニケーションツール」

　フレームワークとは, 構成・構造・組織・体制, 骨組み・枠組みといった意味を持つが, 戦略的思考におけるフレームワークとは「物事を認知して思考するための枠組み・切り口」のことをいいます。自分の発想が浮かぶままに考える"思いつき思考"では, どうしてもモレが出たり, 同じことを繰り返すダブリが出てきます。しかし, フレームワークを使うことで, 物事を体系的・網羅的に考察できることになり, そのスピードも速くなります。フレームワークを上手に活用することで複雑な事象を単純化しやすくなるともいえます。さらに, 聞き手に効果的に伝えて合意形成するためのコミュニケーションツールとしても有効で, だらだらと話をするよりも, 適宜フレームワークを活用して説明・伝達する方がはるかに分かりやすく, そのことが結果として「情報共有」や「問題意識の共有」につながります。

2) フレームワークの本質は3大思考パターン[15]

　フレームワークには実にたくさんのパターンがあり, それらをすべて覚えたり, ワンパターンのように使用するのは意味がありません。実は, フレームワークの基本パターンは, ①並列化思考, ②時系列化的思考, ③二次元化思考のいずれかに基づいています（**図21**）。したがって, この3つの思考パターンを理解してい

※**図21 フレームワークの3大思考パターン**

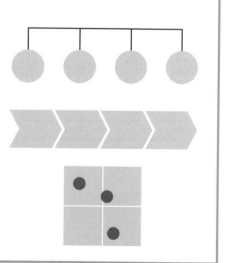

① **並列化思考**
物事を要素に分解して並列に列挙して網羅する方法（経営資源なら「ヒト」「モノ」「カネ」というように）。一見単純だが, 「本当に網羅しているか否か」が問題となる。MECEの観点に留意する必要あり。

② **時系列化思考**
物事を時間の流れの中でプロセス化して考える方法。

③ **二次元化思考**
2つの軸からなるマトリックスを作成し, そのマトリックス平面上の位置づけから考える方法。

手塚貞治：戦略フレームワークの思考法, P.30, 日本実業出版社, 2010.

れば，○○分析や××分析を使用するだけでなく，自分自身で正しいフレームワーク思考をすることが可能となります。

3) 戦略策定（部署目標設定）プロセスとフレームワーク

　経営戦略を策定する際には，基本的には，①現状分析（環境分析），②ドメイン（事業領域）設定，③戦略策定という流れになります。このおおまかな流れは，策定する対象が組織全体でも事業そのものの戦略でも変わりはありません。看護部が関与する例でいえば，看護部の戦略策定も部署目標の設定も，また，業務改善委員会のような活動を主としたチームの目標設定なども基本的な考え方は同じということになります（**図22**）。

　この戦略策定プロセスに必要な知識として，それぞれのプロセスに適した道具が挙げられます。これらのツール（道具）を活用することによって，効果的・効率的に戦略策定を進めることができます。

　戦略策定プロセスにはロジカル・シンキング（論理的思考）が必要であることはすでに述べましたが，それぞれのプロセスで使用される代表的なツールを示したのが**図23**です。

＊図22 戦略策定プロセス

```
                基本理念の共有
                     ↓
                ビジョン策定
                     ↓
         ┌─────────────────────────┐
         │   ①現状分析（環境分析）    │
         │                          │
戦略      │  外部環境分析　内部環境分析 │
策定      │           ↓              │
の流れ →  │        統合分析           │
         └─────────────────────────┘
                     ↓
         ┌─────────────────────────┐
         │   ②ドメイン（事業領域）設定 │
         │           ↓              │
         │         ③戦略策定          │
         │                          │
         │  事業戦略策定 ↔ 全社戦略策定 │
         └─────────────────────────┘
                     ↓
                  仕組み構築
```

日本総合研究所経営戦略研究会：経営戦略の基本，P.27，日本実業出版社，2008．

✴図23 戦略策定プロセスと代表的な活用ツール

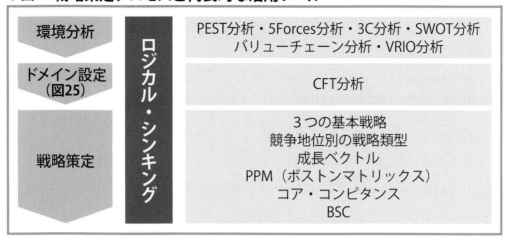

✴図24 看護管理者が押さえるべき戦略策定プロセスと活用ツール

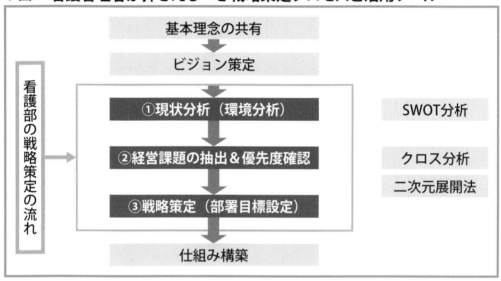

　ここでは，一般的かつ基本的な戦略策定プロセスと代表的ツールについて示しましたが，**看護管理者として看護部戦略あるいは部署目標を策定**するのであれば，**①現状分析（環境分析），②経営課題の抽出と優先度確認，③戦略策定（部署目標設定）の流れでOKです**。そして，それぞれ活用ツールとして，①SWOT分析，②クロス分析，③二次元展開法を基本セットとして理解しておくとよいでしょう（**図24**）。

4）参考までに……その他知っておくと便利な2つのツール
(1) ドメイン設定のためのCFT分析

　ドメインとは，事業領域のことをいいます（**図25**）。事業領域とは，その事業が提供する「価値」や「機能」でその事業を表現するようなものです。例えば，

＊図25 ドメイン設定

ドメイン設定とは

▶ ドメイン（事業領域）とは，事業や自組織として展開する取り組みの範囲を示す概念で，事業そのものを単に示すものではなく，「機能」や「価値」を示すもの。

▶ 事業展開を方向づけ，経営資源の拡散を防ぐ，従業員のベクトルを一定方向に向けて一致させる，強化すべき経営資源の明確化などの効果がある。

企業名	製品による定義	機能による定義
鉄道会社	鉄道の運営	人・物資の輸送
警備会社	警備保障	安全の提供
紡績会社	綿糸・繊維製造	すべてを糸にする
空調機器会社	空調機器製造	家庭環境の改善

鉄道会社は，単純に事業でいえば「鉄道事業」となりますが，ある鉄道会社では，鉄道事業をドメインでとらえる＝機能でとらえ，「快適な輸送空間を提供する」と定義したとしましょう。そうすると，鉄道だけを行う会社ではなく，快適な輸送空間を提供するための他のさまざまな事業への発展の可能性が膨らみます。また，コンビニエンスストアも事業で定義すれば，「24時間の販売」となりそうですが，ドメインで定義して「地域密着型店舗」となれば，地域に根差し，地域住民が集まる場所としてのコンビニの展開になります。ただ「モノを売る」ととらえるのか，「町の人が集まるような場所として存在しよう」ととらえるのかでは大きな違いがあります。このようにドメインで事業を考えることによって，事業の幅を広げることにつながります。

病院を事業で定義すれば「医療」，訪問看護ステーションを事業で定義すれば「訪問看護」ですが，その医療や訪問看護を通して，「私たちは顧客に何を提供するのか」を明らかにしていく（＝ドメイン設定）ためのツールとしてCFT分析があります（**図26，27**）。次にCFT分析の例を解説します。

あるクリニックでは，風邪クイック外来を行っています。この外来の顧客（C）を最初に定義します。さまざまな患者が利用しているでしょうが，主たる顧客は誰かを明確にします。ここでは，「忙しい会社員」としました。では次に，この「忙しい会社員に」どのような風邪クイック外来を通してどのような機能（F）を提供しているのかを明確にします。そして，「短い在院時間で必要な診療・治療を提供する」としました。最後に，このような機能を提供するために必要な状況や技術（T）を考えます。ここでは，インターネットによる事前問診票による受付と予約，業務のマニュアル化，迅速な院内調剤システムとしました。つまり，風邪クイック外来で提供しているのは，「迅速・短時間で必要な診療・治療」とい

✳図26 CFT分析例

- C（顧客），F（機能），T（技術）の三軸でそれぞれの事業分析する。
- 誰に（どんな顧客に），何を（どんな機能や価値を），どうやって（どんな技術によって）提供するのか。

[事例]

	C 顧客	F 機能	T 技術
風邪クイック外来	忙しい会社員に	短い在院時間で必要な診療・治療の提供	・インターネットによる事前問診票の受付と予約受付 ・業務のマニュアル化 ・迅速な院内調剤システム

→花粉症クイック外来，オープンカルテシステムなどへ展開

✳図27 CFT分析の記入方法

CFT分析表

※事業	C（顧客）	F（機能）	T（技術）
サービスや事業	サービスや事業ごとに顧客を明確化	顧客にとっての「価値」は何か＝事業を通して顧客にどのような機能を提供しているのか	この機能を提供するためのコアとなる技術は何か

うことになります。ここが明確になれば，例えば，花粉の季節には花粉症クイック外来も行うというように既存サービスだけでなく，事業をさらに発展させていくようなことにつながります。

　私たちの日々行っている「看護」を通して，患者にどのような機能や価値を提供してるのかを明らかにすることで，部門や部署の目指す方向性や進むべき方向性などが見えてきたりします。ただ「看護」ととらえているだけでは他との違いが分かりません。私たちは何を提供しているのか，ということを看護という言葉を使用しないで説明することには戦略策定上も重要な意味を持ちます。

看護マネジメントに役立つヒント
大ブームになった"もしドラ"をCFT分析してみた

　ある日，女子高生が野球部のマネジャーになり，「野球部のマネジャーって何をすればよいのだろうか？」と本屋に行き，ドラッカーの「マネジメント」を買い，「何これ？　経営の本？」と思いながらせっかく買ったので読み進め，これは野球部にも使えそうだと実践していく物語（『もし高校野球の女子マネージャー

がドラッカーの〈マネジメント〉を読んだら』[16]）です。この中に，「私たち，野球部のお客さんて誰？　何を提供するの？」ということを考える場面があります。そしてたどりついた結論は，"野球部は「感動」を与える"でした。

東京都立程久保高校のCFT分析表

		C（顧客）	F（機能）	T（技術）
野球部	高校野球ファン		感動	高度なプレー技術
			興奮	真摯な姿勢
	学校関係者		安全	顧問・監督
			感動	グラウンドや備品などの環境整備
			母校の活躍	
			勝利	
	保護者		安全	顧問・監督
			感動	グラウンドや備品などの環境整備
			子どもの活躍	高度なプレー技術
			勝利	真摯な姿勢
	野球部員		感動	高度なプレー技術
			チームへの貢献	練習への積極参加
			自分の活躍	真摯な姿勢
			チームメンバーの活躍	チームワーク
			勝利	役割に対する責任
				顧問・監督・マネジャー

　この物語状況をCFT分析したのがこちらです。野球部の顧客は，野球ファン，学校関係者，保護者，部員と設定し，それぞれに対してどのような機能や価値を提供し，それを支える技術は何かを示したものです。こうして眺めてみると，感動と勝利の登場頻度が高くなっています。

　つまり，これがこの野球部のドメインなのです。ですから，野球部のドメインは「感動の提供」，野球部が顧客に与える価値は「感動」となるわけです（この場合には，勝利によって感動すると解釈して，感動に絞りました）。

　物語の中では，この「感動を与える」ということを目的として練習方法を変えたり，チーム力を高めていったりしたのでした。実は，このもしドラは，本当にドラッカーのマネジメントをベースに書かれている本なので，看護のマネジャーにとっても大変分かりやすい一冊だと思います。

* 図28 **ロジック・ツリー**

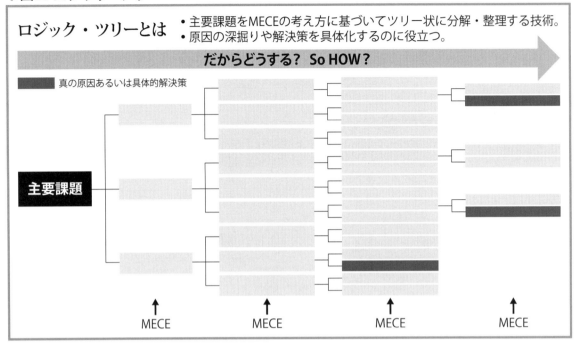

(2) 並列化思考の代表的ツールのロジック・ツリー

　ロジック・ツリーとは，大きな概念を下位の概念に論理的に分解していくもので主に2つの利用方法があります。①数ある事象の中で本質的な問題がどこにあるのかを絞り込む時などに利用されます。このロジック・ツリーは，因果関係とMECE（モレなくダブりなく）の組み合わせで構築されています。具体的には，主要課題が起こった要因として考えられるものをモレなくダブりなく洗い出していきます。②打ち手を具体策に落とし込む際にも利用されます。この場合には，①とは異なり，だからどうする？（So How？）という問いに答える形で上位要素から下位要素へと展開していきます（**図28，29**）。

　箇条書きの作業は，同じことを繰り返したり（ダブりあり），視点が偏ったり欠如したり（モレあり）することが往々にして発生します。ですから，ロジック・ツリーのような手法を活用してMECEに把握していくことは有効です。また，有効に活用するためには，因果関係には注意をしながら進めることが重要です。

5) フレームワークの誤解と注意

　フレームワークの活用に際して，「フレームワークに当てはめたら答えが出る」というようなこれだけで分析完了，「フレームワークを使えば問題解決できる」というような自動問題解決ツールという誤解をしているケースも多いですが，フレームワークは，あくまで「答えを引き出すための思考過程（思考プロセス）」で，

※図29 **ロジック・ツリーの例**

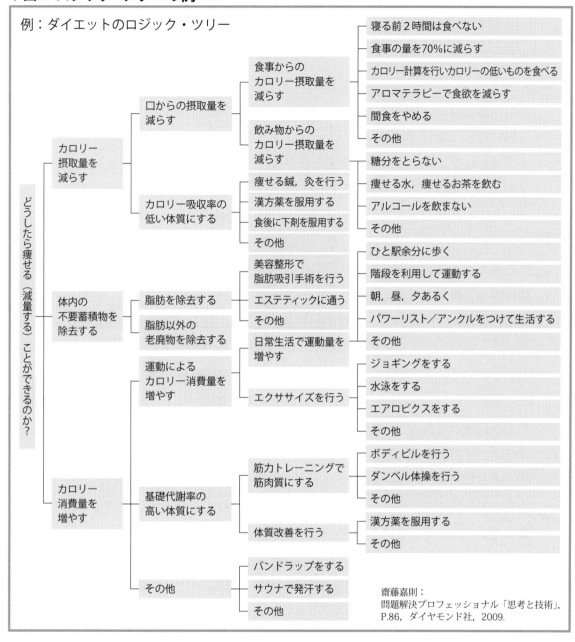

齋藤嘉則：
問題解決プロフェッショナル「思考と技術」，
P.86，ダイヤモンド社，2009.

「**思考するための切り口**」です。人間には認知限界があるため複雑な事象を複雑なまま認識することが不可能なことから，何らかの形であえて単純化したもの，そのツールがフレームワークということをよく理解して活用しなければなりません。つまり，「ここから何を導きだすのか」を考えなければならないということです。平たく言うと，フレームワークを使用して行った分析結果を見て，「この先どうしていきたいのか」「これからどうすべきなのか」の主体は自分自身です。フレームワークはあくまでもツールで，それを使うのが自分自身です。そのことを誤解しないようにしてください。

仕事に役立つ極意のヒント
レシピだけではうまく作れない！

　「明日の部活はさ，チーム・ビルディングなんだけど，エプロンある？」と，当時高校生だった長男（ラグビー部）から言われたことがあります。「何やるの？」と聞いたら，「お菓子作り」とのこと。なぜラグビー部でお菓子作り？！　しかも，あの筋トレマニア集団みたいな男たちが集まってなぜにお菓子作り？！

　実は，長男のラグビー部の活動の中には，随所に「マネジメントの極意」のようなものが含まれていてとても興味深かったのです。あるOBコーチからは，定期的に全員にメールが届きました。その内容というのが，会社経営の中で私も何度も話をしたことがあるような内容。リーダーシップを考えさせるものから，物事に対する考え方が何より重要であることなど多岐にわたりました。「結果＝知識×情熱×考え方」というものですが，実は，これ，私も社内で引用していたものでした。要は，どんなに知識にあふれて，情熱を持っていても，考え方がマイナスだとダメになる，というもので，【＋(知識)×＋(情熱)×－(考え方)＝－(結果)】となるわけなのですが，いかに，モノの考え方が結果を左右するのかというのを自らも経営者であるコーチが，実体験を織り交ぜながら，高校生に熱い熱いメールを送ってきたのでした。

　そんな彼らのチーム・ビルディングなる活動の一つが「お菓子作り」。ちなみに夏は，「バーベキュー」でした。予算が設定されてその金額の中で1年から3年までのグループごとに買い物に行き，洗ったり切ったり味付けしたりして，「最高の」バーベキューをするというものです。長男のグループには，ラッキーなことに開催地の近くに住んでいる先輩がいて，激安スーパー情報を持っていたので，まず買い物の段階で大幅にリードしたとのこと（長男談）。ちなみに，超激安スーパーめぐりによる買い物でお金があまり，黒毛和牛も少し買えたというこで，前半は，外国産ビーフをしこたま食べて，最後に和牛を味わったそうです。さらに，最後には，1年生に「和牛が食べられてよかったです」というコメントを言わせ，このチームが一番良かったという印象を顧問たち審査員に印象づけるという小技もあったようです。

　しかし，今回の「お菓子作り」はそうはいかなかったのです。バナナケーキ，モンブラン，茶巾絞り，ショートケーキなどいくつかの種類の和洋菓子が各グループに割り当てられ，「レシピ」も配布されました。予算内で必要なものを買い，時間内に完成させ，できるだけ上手に，つまりパフォーマンスの高いものを

目指したわけですが……時間内には終わった―。しかし，食べてみたら，今まで食べていたモンブランとは明らかに違う味，初めて見るようなバナナケーキが目の前に並ぶ，そんな出来上がりだったそうです。しかし，お互いの味見をしないといけない。これまで楽しい思いしかしたことのなかった【味見タイム】がこれほどつらいものになろうとは……という感じだったそうです。そして，それは顧問も同じだったようで，顧問の先生からのコメントは，

「な，力を合わせるだけじゃためだ。やる気だけではだめだってことだ。やっぱり普段からの訓練がないとな」

だったとのこと（笑）。作り方を書いたレシピはあったものの，レシピを読む力，再現する力がなかったわけです。この場合には，【0（知識）×＋（情熱）×＋（考え方）＝0（結果）】ということで，情熱を持って，よし，うまいケーキを作るぞ！！と挑んだものの，知識も技術も0だったので，結果「ゼロ」だったというわけです。―なかなかにこの公式は正しいことを再認識させられました（笑）。

　仕事をしていると，「そんなこと言ったってどうせ無理無理」とか「人手が足りないからできない」とか「(新人など)できない人・遅い人がいるから困る」などと考えがちだったら，それは，「考え方がマイナス思考」になっているので，ご用心です。そういう考え方のもとには楽しい結果もいい結果もついてこないのです。

　同時に，研修などで習った「フレームワーク」や「チェックリスト」に当てはめたら上手くいくはずなのにいかない，使えない，と嘆いていたら，それは，「知識不足・訓練不足」。フレームワークもチェックリストもその目的や使用用途を正しく理解し，正しい使い方をしないと何の役にも立たないし，ただ当てはめる的な考え方では本来の使い方とはいえません。

　考え方はプラス思考で。道具は使い方をきちんと理解して。使える道具を適切に選択して，使いこなす訓練を。仕事の極意かな。と思います。仕事の極意は，結構日常生活の身近なところにあるものです。

※ヒントの初出：深澤優子：連載 深澤優子のココだけの話「第3回 ラグビー部でお菓子をつくるの巻」，臨牀看護，Vol.38，No.8，2012．

いよいよSWOT分析！正しいやり方を覚えよう

1）SWOT分析は現状分析（環境分析）のツール

　皆さんもよく耳にすることの多いSWOT分析は，現状分析（環境分析）ツール，つまり，現状を正しくとらえるためのツールです。この現状分析（環境分析）ツールはいくつかあります（**図30**）が，SWOT分析は，外部環境・内部環境を同時に分析することが可能な統合型の現状分析（環境分析）ツールであるため，使い勝手がよく，最も使用頻度の高いフレームワークとなっています。そのため，看護管理者にとってもおなじみではないでしょうか。

　SWOT分析は，取り巻く環境を外部環境・内部環境に分け，それぞれプラス要因とマイナス要因で分類し，整理することで現状（環境）をMECE（モレなくダブリなく）とらえるためのものです（**図31**）。強み（Strength）・弱み（Weakness）・機会（Opportunity）・脅威（Threat）のそれぞれの英単語の頭文字をとってSWOT分析と呼ばれています。内部環境のプラス要因を強み，内部環境のマイナス要因を弱み，外部環境のプラス要因を機会，外部環境のマイナス要因を脅威と

＊図30 代表的な現状分析（環境分析）ツール

外部環境分析	内部環境分析
PEST分析	バリューチェーン分析
5Forces分析	VRIO分析
3C分析	
SWOT分析	

＊図31 SWOT分析……現状（環境）を内部と外部／プラス要因とマイナス要因で整理する統合型の現状分析（環境分析）ツール

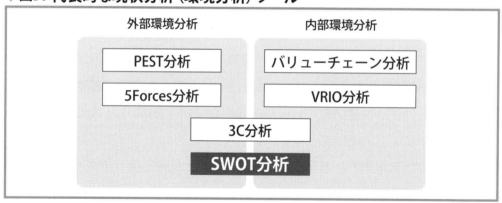

	プラス要因	マイナス要因
内部環境	**強み（Strength）** ★自分たちの組織の優位な点，さらに強化していきたい点。	**弱み（Weakness）** ★自分たちの組織の問題，課題となっている点，強くしたい点。
外部環境	**機会（Opportunity）** ★自分たちの組織にとって「追い風」になるもの，好ましいもの。	**脅威（Threat）** ★自分たちの組織にとって「向かい風」になるもの，好ましくないもの。

いいます。強み（S）とは，自分たちの組織の優位な点，良い点，もっともっと強化かすべき点などが該当します。反対に弱み（W）とは，自分たちの組織の弱点，課題となっている点，改善が求められるような点，レベルアップが必要とされているような点が該当します。機会（O）とは，自分たちの組織にとって良い，好ましい，追い風のような事柄が該当し，反対に脅威（T）とは，自分たちの組織にとって悪い，好ましくない，向かい風のような事柄が該当します。

このSWOT分析は，非常に使い勝手がよく，使用頻度も高いものである一方で，一般的な箇条書きと何ら変わらないようなSWOT分析や間違いだらけのSWOT分析も見受けられるので，注意も必要です。現状を正しくとらえるためのツールですから，ツールとしての正しい使い方を理解して，正しく活用することが必要です。

実は違う，そのSWOT分析！

《離職者が増えている，時間外勤務が多い，職員のモチベーションが低い，職員の疲労感が増大している……》

これらは，SWOT分析の弱みに記載されていることが非常に多いケースです。「離職者が多い，増えている」と書かれていても，実際にデータを見せてもらうと離職率は低下しているケースは珍しくありません。時間外勤務についても同様です。これらは感覚的にとらえるのではなく，きちんと客観的データを確認すべき事柄です。また，モチベーションや疲労感といった事柄について記載する場合には，その意図が正しく伝わるよう的確な表現にする必要があります。モチベーションが下がっているということを分析者は何で判断しているのか，疲労感が増大しているというのは何をもってそうとらえているのかを明確にします。例えば，職員アンケートの結果からのものであれば，その結果について「事実」を記載し，研修への参加率が低下していることをモチベーションの低下と表現しているのであれば，「研修への参加率が低下している」ことを記載しなければ正しい現状を表現しているとはいえません。SWOT分析において**最大の注意点は事実を的確に記載すること**です。「モチベーション」「やる気」「満足度」「疲労感」「コミュニケーション」などの言葉が記載されている場合には，その背後にあることやもっと客観的にとらえることができているはずの事実について記載するようにしなければなりません。

一部の職員の話を聞いてモチベーションが下がっている，疲労しているととらえているような「みんなが言っている症候群」には要注意です。まさか，と思わ

れるでしょうが，実際にはかなりの頻度で見られ，人間にはそういう思い込みや自分のいいように解釈するという習性があることを知っておかないと，この罠にはまってしまいます。

《同じことの繰り返し……》

　モレとダブリが連発のSWOT分析もよくあります。看護部で特徴的なのは，「人材」「教育」に関する記載の繰り返し（ダブリ）です。スタッフが足りない，スタッフが辞める，スタッフの実践力がない，スタッフにやる気がない，スタッフが……と続くことも珍しくありません。その一方で，マクロな外部環境や他部署・他部門，院内の重要事項などを外していることが多くあります。そのモレとダブリをなくすために有効な方法を次に述べます。

2）SWOT分析によくある間違いと間違わないための要点

　SWOT分析によくある間違いは，①正しくない・網羅されていない，②とらえ方の間違い，③意味の共有ができない，の大きく3つに分類されます（**表5**）。

　このような間違いをなくして，正しく現状をとらえる目的のためにSWOT分析を活用したいものです。そこで，正しく活用するための注意点を紹介します。

(1) 正しくない・網羅されていない─事実を網羅的にとらえる─

　まず，記載される情報が「正しいか」「客観性があるか」という点です。自分の所属する組織について行う場合には，何となくそう感じていることや思い込みを事実と勘違いしていることは少なくないので，数値が確認できることは数値で確認をすることが重要です。

　ですから，部署目標設定のためにSWOT分析を行う際には，病院のミッション

＊表5　よくあるSWOT分析の間違い

1．正しくない・網羅されていない
・主観的な事柄だけ？　・偏った視点・同じ視点の事柄だけ？
2．とらえ方の間違い
・内部と外部のとらえ方を誤っていないか？
・「言葉」に惑わされてプラス・マイナスのとらえ方を誤っていないか？
3．意味の共有ができない
・単語だけでの表現になっていないか？
・曖昧表現になっていない？（正しく伝わる表現になっている）か？

やビジョン（中期計画）が記載された資料や，患者数，患者単価などの数値が把握できる資料，人員数，離職率などが把握できるような資料などを手元に置いて確認しながら行うようにするとよいでしょう（**表6**）。意外と自分の記憶や感覚だけで記載してしまうことがありますが，それが正しくない場合があります。直近で退職者が続いたような場合，「離職率が高くなっている」とSWOT分析の弱みに記載し，離職率の推移をきちんと数値で確認したところ，むしろ前年度より改善していたというような場合がありますから，注意が必要です。

　また，看護部のSWOT分析では，人に関すること（スタッフの能力不足，スキル，モチベーションなど）ばかりが表現されるケースが珍しくありません。現状把握で押さえるべき事柄は，人以外にもさまざまの要素があります。

　何を記載すればよいのか分からなくなったら，3S・4Sといった内部環境分析の方法（**図32−①**）やPESTといった外部環境分析の方法（**図32−②**）もありますから，これらを参考に，自分の行っているSWOT分析の「モレ」を埋めるようにするのもよいでしょう。

　しかしながら，あくまでも"参考"です。そもそもSWOT分析は，これ一つで現状を把握できる統合型の現状分析（環境分析）ツール（**図30**）ですから，わざわざ3S分析や4S分析を行うことはナンセンス以外の何物でもありません。マネジメントで意識するのは，"効果"と"効率"。くれぐれもわざわざ同じ機能の分析を複数するなどと非効率なことはしてはなりません。あくまでも，精度の高いSWOT分析を行うための自分自身の参考資料として網羅的にSWOT分析を行う際に活用してください。

＊表6　SWOT分析の時に手元におきたいデータ

1．事業環境分析の分析軸の一致を図るための資料の準備
- 既存のミッション（理念）
- 既存のビジョン・中期計画など

2．外部環境分析に役立つ各種データの準備
- 社会情勢，医療福祉介護の情勢，制度改革，利用者ニーズの変化
- 地域の医療福祉介護の需要動向
- 競合組織の動向など

3．内部環境分析に役立つ各社データの準備
- 患者・利用者の増加余地に関するデータ
- 人材に関するデータ
- 物件費用削減に関するデータ
- その他の経営指標など

※ **図32-① 網羅的なSWOT分析のための参考視点（内部環境）**

3S		4S
	内部環境分析ツールである3S・4Sを参考に網羅してみる。 ※必須ではなく，実際に作成する必要もなし。	

戦略（Strategy） ある目的を果たすためにどんな戦略をとるのか。事業の方向性，戦略が複数ある場合の優先順位，資源の配分の仕方も含む。

組織（Structure） どのような部署があるのか，それらはどんな関係にあるのか，各部署の役割や権限など病院の組織構造について分析。

システム（System） 能力評価，人材育成，給与体系，会計などに関する精度。意思決定フローや組織内の情報共有システムも含まれる。

共通の価値観（Share Value） 社員が共通理解している価値観。社会貢献や朝礼で唱和するような理念，サービス提供時のコンセプトなどが該当する。

スキル（Skill） 組織全体として備えている強み，もしくは個々のスタッフが持つ能力。マーケティング力，技術力，販売力，伝達力など多岐にわたる。

人材（Staff） 組織が抱えている人材の能力，ビジネスにおける強み・弱みを分析。各部署への配置状況や人数が適正かどうかも考慮する。

経営スタイル（Style） 組織の風土や文化。官僚主義，体育会系，トップダウンといった組織的な話や広告クライアント重視，ユーザー重視などの力点の違いも。

※ **図32-② 網羅的なSWOT分析のための参考視点（外部環境）**

PEST 外部環境分析ツールであるPESTを参考に網羅してみる。
※わざわざPEST分類する必要なし・必ず使う必要もなし。

政治（Political） 政権交代，業界法改正，規制強化・緩和で今までになかったチャンスが生まれたり，逆に存続困難になる可能性も。

経済（Economics） 景気動向，株価動向，金利，為替，産業の衰退など様々な経済指標や見通し。個人の消費に大きな変化をもたらす。

社会（Sociological） 人口動態，教育制度，価値観，ライフスタイルの変化。団塊世代の大量退職は新しいユーザー開拓のチャンスという見方もできる。

技術（Technical） 最新の研究結果，技術の発達および普及，発明，技術投資など。SやPと組み合わせで考えると実際の用途が見えてくる。

（2）とらえ方の間違い
―内部環境・外部環境，プラス要因・マイナス要因の考え方―

SWOT分析のとらえ方間違いには，大きく2つ，内部環境と外部環境のとらえ方間違いとプラス要因とマイナス要因のとらえ方間違いに大別されます。

実は，SWOT分析において，最も多い間違いといってもよいのが，この内部環境と外部環境のとらえ方間違いです。**図33**に3つのパターンを示しましたが，**部署目標設定に際して，部署のSWOT分析を行う際の内部環境に相当するのは「部署」です。部署以外は院内含めてすべて外部環境に相当します。**看護部の戦略を策定する際に，看護部のSWOT分析を実施するなら，内部環境は「看護部」それ以外はすべて外部環境となります。つまり，"どこの"分析をしているのからズレずに，"どこの"に相当する範囲が内部環境という理解をしてください。

✲図33 内部環境と外部環境の考え方

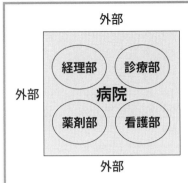

病院の目標（戦略）を立てる場合には，病院全体が内部，その他が外部。

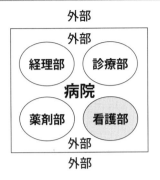

看護部の目標（戦略）を立てる場合には，看護部が内部，その他が外部。つまり，院内の他部門も病院外も外部。

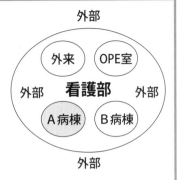

部署の目標（戦略）を立てる場合には，部署が内部，その他が外部。つまり，看護部も他部署も院外も外部。

✲表7 プラス要因とマイナス要因の考え方

- **判断基準は「自分たちにとって良いか悪いか」**
  自分たち＝戦略（目標）の主体である組織・部門・部署
  良いか悪いか＝自分たちの成長・成功にとってプラスかマイナスか

- 「個人的な価値基準」「一般的な価値基準」だけで文章を読みとると間違えてしまうので，**「自分たちの組織（部門・部署）の事業の成長にとってどうか」** ということからズレない。

- ネガティブな文面からただちに「マイナス」ととらえないで，内容を吟味すること。

　部署目標設定の際に，「外部環境に何を書いてよいか分からない」という声をよく聞きますが，こうしてみると，外部環境の範囲は広いことが理解いただけると思います。部署以外はすべて外部環境です。院内の別部署も，自部署以外すべて外部環境で，当然，院外のこと社会全体のこともすべて外部環境になります。

　次に，外部環境のプラス要因とマイナス要因の考え方です（**表7**）。判断基準は，シンプルに「自分たちにとって良いか悪いか」ということになります。"自分たち"とは，自部署の分析をしているなら自部署，看護部の分析をしているなら看護部，病院全体の分析をしているなら病院となります。"良いか悪いか"とは，"自分たち"の成長や成功にとって良いのか悪いのかということです。部署目標設定に際して，SWOT分析している時の判断基準は，看護部の目標・戦略に沿う形で自分たちの部署の目標を達成していこうとする場合に，プラス要因であれば機会（O），マイナス要因であれば脅威（T）に記載します。

この判断をする際に，一般的な価値基準や個人的な価値基準を基にして記載されている事柄を読み取るのは間違いです。社会通念上，マイナスととらえられているようなことでも自部署にとってはプラスであるという事柄はたくさんあります。判断基準は「自分たちの成長や成功にとって良いのか悪いのか」です。ここからブレずに正しく判断していくことがポイントとなります。

(3) 意味の共有ができない―意味を重視して正しく伝わる表現で―

　まず，SWOT分析の各項目に何かを記載する時には，「○○が××だ」というような短い文章で記載することから始めるとよいでしょう。ついつい，単語だけで表現したりすることがありますが，"意味"を正しく伝える・理解することが重要ですので，言わんとすることを簡潔にまとめて表現する習慣をつけることも大事です。特に，複数のメンバーで分析作業を行う際などは，意味が正しく伝わるように文章で表現する手間を惜しんだ結果，メンバー間で記載されている事実のとらえ方に違いが生じてしまうということは珍しくありません。まずは，基本に忠実に「正しく事実を記載する」習慣づけをしましょう。

　また，表現方法にも気をつけたいものです。ある病院で看護部のSWOT分析研修を行っていた時，あるグループのSWOT分析表には，「部長のリーダーシップがない」との記載がありました。どのような意味なのか気になったので，この文章の意味を確認してみたところ，「部長と職員との直接コミュニケーション機会が少なく意思疎通がうまくできていない」「看護部目標が職員に周知されていない」という回答でした。「部長のリーダーシップがない」と「部長と職員との直接コミュニケーション機会が少なく意思疎通がうまくできていない」「看護部目標が職員に周知されていない」とは果たして本当に同義語でしょうか？　雑談的な会話では，このような飛躍した関連づけや一見論理的であるようでいて非論理的なことが繰り返されますが，SWOT分析で重視しなければならないのは，事実や客観性です。したがって，この場合には，「部長のリーダーシップがない」などという記載ではなく，「部長と職員との直接コミュニケーション機会が少なく意思疎通がうまくできていない」「看護部目標が職員に周知されていない」という事実を記載した方が，SWOT分析によって正しい現状理解が促されるはずです。

　また，「職員の疲弊感が強い」という表現もよく目にしますが，深く確認してみると，「職員がいつも疲れていると言っているから」という場合があります。そのような場合には，「職員から疲労感を訴える声がよく聞かれるようになった」などの記載の方がより事実に近いはずです。「職員満足度調査の結果，疲労感に関

する数値が悪化しているから」というのであれば,「職員満足度調査の疲労度項目が3.2⇒2.5に低下している」などの表現の方がより事実に近い表現となります。

ですから,意味を重視して,なるべく事実が正しく伝わるような表現にすること,面倒がらずに体言止めや単語だけの表現は止めて簡潔な文章表現にして行うことがポイントになります。

クロス分析の正しいやり方を覚えよう
SWOT分析の次のステップ!

1) クロス分析は,経営課題を整理するツール

SWOT分析で明らかにした内部環境の強み・弱みと外部環境の機会・脅威をクロスさせて,"今後"どのような方向へ進むべきだろうかという方向性や課題を抽出・整理するためのツールが,「クロス分析」です(**図34**)。

＊図34 SWOT／クロス分析表

SWOT分析／クロス分析 SWOT分析（現状）を基に**方向性を整理する**	外部環境分析	
	（3）機会（Opportunity） 機会1　機会2　機会3　機会4　機会5	（4）脅威（Threat） 脅威1　脅威2　脅威3　脅威4　脅威5
（1）強み（Strength） 強み1　強み2　強み3　強み4　強み5	積極的攻勢 自分たちの組織の強みで取り組める事業機会の創出 （伸ばす）	差別化戦略 自分たちの組織の強みで脅威を回復または事業機会の創出 （際立たせる）
（2）弱み（Weakness） 弱み1　弱み2　弱み3　弱み4　弱み5	弱点克服・転換 自分たちの組織の弱点を克服して強みに転換し,機会を逃さない （とらえる）	業務改善または撤退 自分たちの組織の弱みと脅威で最悪の事態を招かない対策 （改善する）

（左端に縦書き：内部環境分析）

強みと機会をクロスさせた「積極的攻勢」とは，強みを活用して機会を取り込むような方向性や経営課題のことをいいます。良いところをさらに伸ばしていく方向性，本来の機能や役割をより発揮して機会を取り込む・チャンスをものにするといったような内容が該当します。

　　強みと脅威をクロスさせた「差別化戦略」とは，自分たちの有する強みを活用して脅威を回避するような方向性や経営課題のことをいいます。自分たちの良さをより強化し，脅威の中にあっても差別化することによって自分たちの良さをより際立たせていこうというような内容が該当します。

　　弱みと機会をクロスさせた「弱点克服・転換」とは，自分たちの弱点を克服することが機会をものにしていくような方向性や経営課題のことをいいます。自分たちの弱点を段階的に改善し，強みに転換することを目指すような内容が該当します。

　　弱みと脅威をクロスさせた「業務改善または撤退」とは，自分たちの弱みで脅威が現実にものとならないような方向性や経営課題のことをいいます。弱みと脅威，ともにマイナス要因によって最悪の事態を招かないような対策が該当します。ここでの改善は，段階的な改善や強みに転換することを目的とするというよりも，「最悪の事態を回避する」に代表されるような致命的なリスク排除や損失防止的な意味合いのものが該当します。

　　実は，SWOT分析は「今はこのような状態になっています」といっているにすぎません。現状を正しくとらえるためのSWOT分析が終わったら，次に，経営課題を整理するためにこの「クロス分析」を行うのです。分析した現状をよく見て，「その先」の方向性を見いだすためのものです。ですから，SWOT分析は「今」であるのに対して，クロス分析は「これから」というように時間軸が変わります（**図35**）。

＊図35 SWOT分析とクロス分析の時間軸の違い

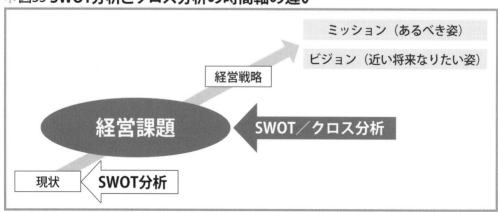

また，クロス分析で抽出する方向性や経営課題の先にあるのはミッション・ビジョンとなります。例えば，部署目標設定のためにクロス分析した経営課題が組織の方向性と整合性がとれないものである場合には，その経営課題は見直すか棄却する必要があります。

2) クロス分析の際の注意点

　SWOT分析は事実を客観的に記載していくことですが，クロス分析で行うのは「考える」ことになります。このプロセスになると，「難しい」という声が多く聞かれるようになります。

　ここでは，クロス分析を行う際の注意点をまとめておきます。**ここで行うことは，これからどんな方向性を持ってやっていこうか，どのようにしていこうかということを明確にすること**です。ですから，単なるアクションプラン（やること）を羅列するのではなく，「何のために」という目的を意識した表現で記載していくことが重要です。例えば，「広告を出す」「ホームページを更新する」といったアクションプランではなく，「地域の人にもっと知ってもらうための情報発信活動を強化する」「病院の認知度を高めるために広報内容の見直しを行い広報活動を強化する」といったように，目的を含めた形で文章表現した方がよいでしょう。

3) 難しい……進まない……と感じたらチェックする 2つのポイント

(1) "複数の事実から経営課題"と"経営課題からその理由"の両方向で思考する

　「経営課題が出てこない」「何を書いてよいか分からない」となったら，いったんクロス分析表を離れて，日頃考えている課題を書き出してみてください。現場で毎日マネジメントしている管理者であれば，必ずそうしたことは書き出せるはずです。まずは，その課題と考えているものを書き出して，次にその理由も書き出してみてください（**表8-①**）。

　その理由に該当する事柄は，SWOT分析の中に記載されていますか？　実際には，記載されていないことが多々あります。そのような場合には，抜けていた現状をSWOT分析にさかのぼって追加記入したり修正したりしてください。抜けていたことが記載されれば，経営課題としてこのクロス分析表にきちんと記載されるはずです。

＊表8－① クロス分析が難しいと感じたらチェックするポイント①

- 普段のマネジメントで感じている・考えている経営課題があるはず。
  - ①強み・弱み・機会・脅威に何かが抜けていることがある
    →その場合には，
     後から「強み・弱み・機会・脅威」を追加する
  - ②プラス要因・マイナス要因のとらえ方が逆の方がよい場合がある
    →その場合には，
     「機会」と「脅威」を逆に（記入場所の変更）して考える
     「強み」と「弱み」を逆に（記入場所の変更）して考える

　また，強みと弱み，機会と脅威のとらえ方が逆でないと経営課題として成立しないというようなこともあります。そのような場合にも，このタイミングで修正して結構です。自分たちにとってプラス要因だと思って考えてきたが，やはりマイナス要因と考えるべきなのかもしれないというように悩むこともあります。そのような時には最初に設定したことにこだわらずにプラス→マイナスと変更してもよいのです。

　クロス分析は，「SWOT分析結果を眺めていたら自動的に経営課題が出てくる」ようなものではありません。①SWOT分析に記載されている現状（事実）を理由としてこれからの経営課題や方向性を示す，②クロス分析に示された経営課題や方向性の理由がSWOT／クロス分析にある，つまり，現状とこれからの方向性に整合性がとれているかどうかが重要な点です。そのことを意識しながら，ある意味，柔軟に整理していくプロセスだとの理解でよいと思います。

(2) 考えるべきことからズレない

　クロス分析を行っている際によく聞かれる言葉に「私たちだけではどうしようもない」があります。話を聞いてみると，

- 私たちは，患者サービスに熱心に取り組んでいますが，ある一人の医師のせいでいつも患者からのクレームがあります。医師の問題なのでどうしようもありません。患者サービスの向上という目標は立てても実現できません。
- もっと高度な看護サービスを提供するように日々努力しています。しかし，当該科の医師が足りないので，できないのです。
- 待ち時間短縮の対策をいろいろしています。しかし，うちの病院は検査に時間がかかるのでどうしようもありません。だけど，検査部のやり方について何も言えないし，だけど，検査部さえもっと早くやってくれたら私たちが文句を言われることもないのですが……。

※ **表8-② クロス分析が難しいと感じたらチェックするポイント②**

> よくある「目標を立てるのが難しい」「私たちだけではどうしようもない」
>
> - 今，考えているのは，**自分の部門・部署の戦略（目標）であること**からズレないこと。
> - 他の部門や部署のせいにして考えるのではなく，**自分の部門や部署として何をすべきか**を考えること。
> - **何から何まで，戦略や目標にする必要はない**。現場で対応できること・日々の業務の中解決されることは無理に戦略にする必要なし。

というようなものに集約されます。実は，これは，今行っている自分たちの部署目標を設定する，自分たちの部門戦略を策定するという目的から大きくズレている思考になっているのです。今，考えているのは，「自部署の今後の方向性」や「自部門の今後の方向性」であるはずなのに，関係のない部門や他職種のことを挙げてどうしようもない，と言っているのです。

日々の業務の中では，このような事態に接し，どうしようもないと感じることがあるかもしれませんが，そうではありません。ここに挙げられたことが事実だとすれば，それをきちんと「外部環境要因」としてとらえて，その上で，「自分たちは何をするか」ということに集中すればよいのです。さらには，何から何まで目標や戦略にする必要はありません。他部門にどうしようもない人がいる，改善してもらわないと本当に困るというような事態に対しては，何も自分たちの部署の目標にせずとも，部門長同士で協議して対応策を検討してもらうなり，看護部の部門長から他部門へ改善依頼を申し出て，他部門の中で検討してもらえばよいのです。

部署の目標や部門の戦略として考えるべきことと，日常業務の中で別な解決方法をとる方がよいことをしっかり区別していくことも重要です（**表8-②**）。

4) 経営課題の表現方法・書き方のポイント

(1) 分かりやすいSWOT／クロス分析の仕方

図36にSWOT／クロス分析記入例を示しました。アクションプランではなく目的（何のためにそれを行うのか）を意識した文章表現の参考例としてご覧ください。また，それぞれの経営課題の理由となったSWOT分析の項目も一緒に記載しておくと，共通理解に役立ちます。

例えば，差別化戦略に記載されている「看護部の教育体制・研修プログラムの

＊図36 SWOT／クロス分析記入例

看護部の SWOT／ クロス分析	外部環境分析	
	（3）機会（Opportunity）	（4）脅威（Threat）
	①病院の認知度が高い。 ②がん診療拠点病院である。 ③7対1をとっている。 ④手術件数が多い重症度の高い患者が多い。 ⑤病院の立地が良い。 ⑥地域の高齢化が進んでいる。 ⑦地域に医療機関が多い。	①医師の確保が大学医局に依存している。 ②高度救命救急センターがあるが医師不足により三次救急に対応できない状況が発生している。 ③病院の収支が赤字である。 ④入院・外来ともに患者数が減少傾向にある。 ⑤患者・家族からの要求が高くなってきている。 ⑥入院患者が急速に高齢化している。 ⑦地域の人口が減少傾向にある。 ⑧入退院がスムーズに進んでいない。 ⑨看護師の求められる能力が多岐にわたるようになってきた。 ⑩医療機関における慢性的な看護師不足が継続している。
内部環境分析 （1）強み（Strength）	**積極的攻勢** （機会に対して強みを活用する）	**差別化戦略** （脅威に際して，強みで差をつける）
①複数の認定・専門看護師がいる。 ②看護補助者がいる。 ③教育体制は充実している。 ④学生の実習を積極的に受けいれている。 ⑤学習に対する意欲の高いスタッフが多い。	◆がん診療をはじめとする高度急性期医療に対応できる専門性の高い看護の提供を推進する。（S1，3，5×O1，2，3，4）	◆看護部の教育体制・研修プログラムの良さを看護学生・現場看護師に対して積極的に告知し，看護師の採用・確保につなげていく。（S3，4，5×T9，10） ◆看護補助者の積極的活用により，よりよい看護の提供環境を整備する。（S1，2×T5，9） ◆看護補助者の教育を強化し，患者サービスの向上を図る。（S2，3×T5，9） ◆学生から人気のある実習先として認知されるよう，積極的に看護学生に対して教育的かかわりを持つことを推進していく。（S3，4×T10）
（2）弱み（Weakness）	**弱点克服・転換** （弱みを補強して機会をとらえる）	**業務改善または撤退** （脅威が弱みに結びつくリスクを避ける）
①退院支援に関する知識が十分にない。 ②高齢者の転倒・転落事故とか増えている。 ③クレームが増加している。 ④院内の他部署との関係性がよくない。 ⑤研修参加を負担に感じるスタッフが少なくない。 ⑥目標に対する意識にバラつきがある。	◆全職員にとって利便性の高い教育・研修方法を構築する。（W5×O2，3，4） ◆高齢社会における高度急性期看護に対応できる人材を育成する。（W1，2×O1，6，7） ◆院内連携・他部署との関係性を改善・強化していく。（W4×O6，7）	◆病院方針・看護部方針・目標など，組織の経営に対する関心・意識を高く持つことのできる看護部の組織風土を醸成していく。（W6×T3，4，5，8） ◆事故防止対策・クレーム対策など，問題の早期発生とその対応方法について対策を講じる。（W2，3×T4，5，6，9）

良さを看護学生・現職看護師に対して積極的に告知し，看護師の採用・確保につなげていく」という経営課題は，強み（S）に記載されている「③教育体制は充実している」「④学生の実習を積極的に受けいれている」「⑤学習に対する意欲は高いスタッフが多い」と，脅威（T）に記載されている「⑨看護師に求められる能力が多岐にわたるようになってきた」「⑩医療機関における慢性的な看護師不足が継続している」をクロスして抽出した課題であることを（S3，4，5×T9，10）というように記載してあります。「自分たちの強みである充実した教育体制などを学生や現職看護師に周知強化して，ここならいろいろなことが学べると実感してもらい，看護師不足という状況の中で他の医療機関よりも有利に採用を進めていけるようにしよう」というのがこの経営課題の意図です。このような説明づけができるように整理していくことを心がけると，誰もが分かりやすい納得できるクロス分析になります。

(2) 経営課題の「目的」を意識して表現する理由

さて，**図37－①**は，SWOT／クロス分析の一部を抜粋した事例です。スタッフが研修に出席するための時間的負担を大きく感じている状況があり，また管理者としても全員が研修に出るための勤務調整などに限界があるという難しさを感じていることを「弱み」にしています。その一方，「脅威」の中では，看護師に求められる能力はますます高くなっている，慢性的な看護師不足がある，という状況に，もっと教育をしなければならないし，効率的な教育もしなければならないと感じ，経営課題として「e-learningを導入する」と記載しました。

このままでは，あくまでもe-learningを導入することが目的で，導入したら終了という非常に範囲の狭い課題としての表現になっています。

※図37－① **アクションプランではなく「目的」を**

弱み（Weakness）	脅威（Threat）
①スタッフの研修に出席するための時間的負担感が大きい。 ②全員が研修に出席することが難しい。（勤務調整にも限界がある）	①看護師に求められる能力が高くなっている。 ②慢性的な看護師不足

アクションプランではなく，「目的」を考えよう！

つまり… e-learningを導入する

※ **図37-② 目的を表現するとアクションプランの幅が広がる**

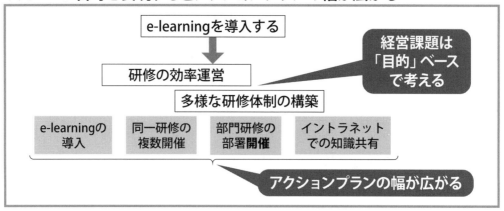

　そこで，e-learningを導入することの目的を考えます。「研修の効率運営」なのか「多様な研修体制の構築」のどちらなのかを表現することで，「研修の効率運営」のためにはどのようなことをしたらよいのか（アクションプラン），「多様な研修体制の構築」のためにはどのようなことをしたらよいのか（アクションプラン）ということをもっと幅広くとらえることができます。

　この事例においても，「e-learningを導入する」と記載された経営課題を，その目的をきちんと明記することで，「研修の効率運営」や「多様な研修体制の構築」のためのアクションプランとしてe-learningの導入だけでなく，同一研修の複数開催やイントラネットでの知識共有などアクションプランの幅が広がることになります（**図37-②**）。

　そうすることで，戦略や目標をより実行力あるものにすることができます。表現する際には，これらのことを念頭に置いて実践しましょう。

クロス分析の後，課題の優先度を決める！二次元展開法を覚えよう

二次元展開法は，「重要度」と「緊急度」で順位づけ

　さて，SWOT／クロス分析を終えたら，「経営課題がたくさんあって何をどうしたらよいか分からなくなった」と感じることもまた珍しくないでしょう。そんな時に，物事の優先順位を付けるための便利な方法が「二次元展開法」です。この二次元展開法とは，重要度と緊急度という二軸でたくさんあることの優先度づけをするためのものです。

　まず最初に「重要度」の順位づけを行います（**図38-①**）。次に，「緊急度」

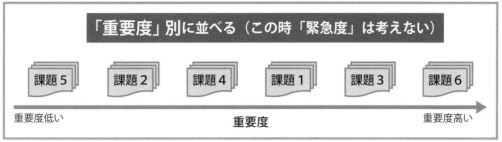

* 図38-① **二次元展開法** ①はじめに，横（重要度）に並べる

日本医療バランスト・スコアカード研究学会資料

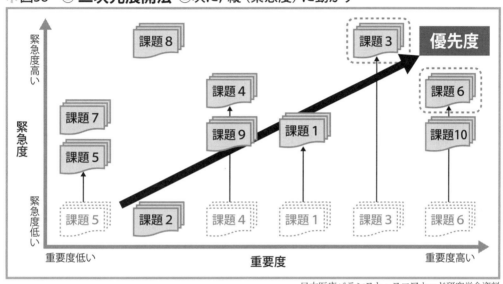

* 図38-② **二次元展開法** ②次に，縦（緊急度）に動かす

日本医療バランスト・スコアカード研究学会資料

の順位づけを行います（**図38-②**）。緊急度を決定する際には，あくまでも同じ重要度内での優先順位づけであり，緊急度を考える際には，重要度の位置づけは変更してはいけません。

つまり，最初は横一列に重要度だけ考えて配置します。重要度別に並べる際に，同じ位置に配置されるものがあっても構いません。SWOT／クロス分析で抽出されたたくさんの病院の経営課題や部署の問題点などをその内容・意味を検討しながら，「重要度」という観点からだけ考えて決めることが重要です。

そして，重要度の位置づけが確定したら，次はそれぞれの配置された位置から緊急度別に「垂直に」動かします。そうすると，**図38-②**のように紙面上にバラバラに配置されることになります。そうして，右上に位置するものが重要度も緊急度も高い「優先度の高い」課題として示されることになります。

（1）注意点は「緊急度」に惑わされないこと

この二次元展開法は非常に簡単に使いやすいツールなのですが，実際に使用する際には，重要度⇒緊急度という手順を守らずに，適当に実施している光景を見

✴︎図39 戦略や目標とするのは「重要度優先で」

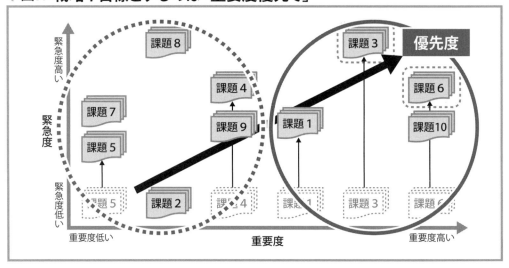

かけます。このツールを正しく使用するための一番重要なポイントは，順番を守ること＝緊急度に惑わされないことに尽きます。

「これは急いでやらないと」と言いながら，重要度の高いところに配置するのは間違いです。急いでやることが重要度の高いこととは限りません。この点に十分注意して活用してください。

このプロセスの中で，最終的に**図39**のように整理された場合，右上にあるものが本来の優先度の高いものとして戦略目標や部署目標として考えていきます。しかし，もう少し範囲を広げるとしたら，実線の○を戦略目標あるいは部署目標としてとらえ，点線の○の方は，現場で対応するか，あるいは，重要な課題が解決した後に着手すべきことと考えてください。とかく，現場にいると，「緊急度」にばかり注目してしまいがちですが，緊急度だけに注目した対応では，優先度の高い問題解決にはつながらないので注意する必要があります。大事なことは，重要度と緊急度の両方から優先度を明確にすることで，優先度の高いものについて解決していくことが，効果効率を重視するというマネジメントの基本ともつながることなのです。

(2) これは便利！ 師長業務をラクにする
二次元展開法（優先度づけ）で時間管理

図40－①は，タイムマネジメントでよく活用されるマトリクスです。例えば，師長の仕事時間をこのマトリクスで分類していき，どのような領域に時間をより割いているのかを把握し，上手に時間管理をしていこうというものです。また，例えば，部署にあるたくさんの業務を書きだして，部署業務の優先度を把握し，業務改善につなげたりする時にも使用します。

しかし，このタイムマネジメントのマトリクス作成時に，ただこのマトリクス

＊図40−① タイムマネジメントのマトリクス

第3領域【錯覚】
突然の来訪，多くの電話，多くの会議や報告書，無意味な冠婚葬祭，無意味な接待や付き合い，雑事
- すぐに成果が出るために錯覚しやすい
- 自分にとっては重要ではないが他人に評価されて嬉しい

第1領域【緊急】
締め切りがある仕事，クレーム処理，切羽詰まった問題，病気や事故，危機や災害
- 仕事の大半を支配される
- コントロールが重要
- 突発的な部分を事前に確保しておく

第4領域【無駄】
暇つぶし，単なる遊び，だらだら電話，持ち時間，多くのテレビ，その他の意味のない活動
- 仕事を振る
- すぐに成果が出ない
- 非効率な仕事

第2領域【価値】
人間関係づくり，健康維持，準備や計画，リーダーシップ，真のリクリエーション，勉強や自己啓発，品質の改善，エンパワーメント
- 将来への投資
- すぐに成果が出ない
- 緊急性がない

縦軸：緊急度大／緊急度小　横軸：重要度小／重要度大

日本医療バランスト・スコアカード研究学会資料

＊図40−② 二次元展開法をしてからマトリクスへ（より精度が上がる）

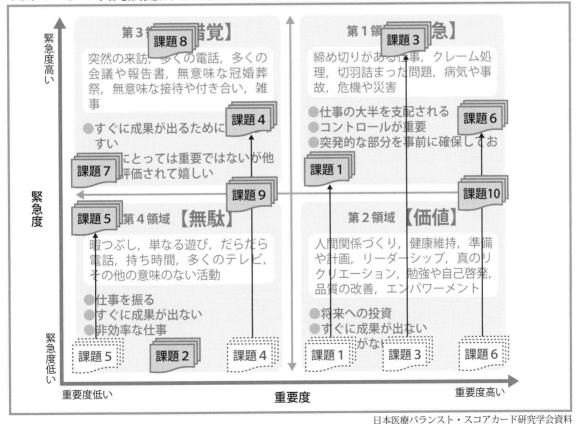

日本医療バランスト・スコアカード研究学会資料

に書き込んでいくだけだとかなり主観的なものになってしまうという側面があります。そこで，時間管理のためによく使用される時間管理のマトリクスを活用する際にも，ただ単にこの枠内に業務を振り分けていくよりも，優先度づけのツールである二次元展開法を実施した後で，マトリクスに振り分けていく方がより客観性の高い業務分類ができます（**図38**－①②，**39**，**40**－①②）。

たくさんあるものの優先度づけをする際に，簡単に活用ができますので，部署目標設定以外でも道具の用途を正しく理解して賢く活用してみましょう。

BSC（バランスト・スコアカード）

BSCは，戦略達成のためのマネジメント・ツール[17]

BSC（バランスト・スコアカード）とは，1992年にハーバード・ビジネス・スクールのキャプラン教授と経営コンサルタントのノートン氏がハーバード・ビジネス・レビューに発表したマネジメント・ツールです。当初は業績評価システムとして誕生しましたが，2000年頃には，戦略実行・組織変革のフレームワークとして有効であることが認められるようになり，その後，組織を変える道具としての意義が示されるようになりました。10年ぐらい前からは日本の医療機関でも導入が増加していますが，財務指標だけでなく，非財務指標もとらえているところが，医療機関にもなじむ最大のポイントなのでしょう。

BSCの特徴は，戦略目標を「財務の視点」「顧客の視点」「業務プロセスの視点」「学習と成長の視点」という4つの視点ごとにとらえるところにあります（**図41**）。「財務の視点」とは，収益向上と生産性拡大に関すること，「顧客の視点」とは，どのような顧客にどのような価値提案をするのかということ，「業務プロセスの視点」とは，顧客の視点で提案したことを達成するために秀でるプロセスや業務の仕組みに関すること，「学習と成長の視点」とは，戦略実現に向けた土台になる，つまり，人材や組織に関することになります（**図42**）。

これら4つの視点の因果関係を示し，戦略の方向性を分かりやすく示しているのがBSCの大きな特徴といえます（**図43**）。看護部を例に解説すると，「良い看護師を育成し，良い組織風土づくりを行い⇒優れた看護サービス提供のための仕組みや体制を構築して⇒患者に良い看護サービスを提供し⇒財務改善・収益向上に貢献する」という一連の流れを示すものです。

※図41 経営戦略とBSC

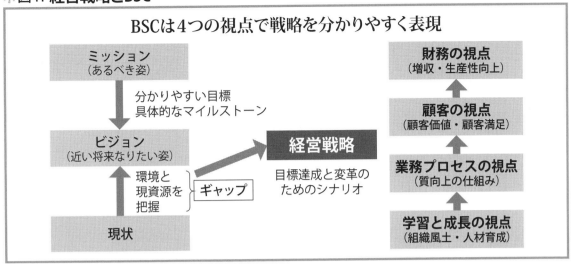

※図42 4つの視点のポイント

各視点のポイント

- 【財務の視点】収益拡大と生産性向上
- 【顧客の視点】どのような顧客にどのような価値提案をするのか
- 【業務プロセス】顧客の視点で提案したことを達成するために秀でるプロセス
- 【学習と成長】戦略実現に向けた土台 プロセスに秀でるための具体策

※図43 4つの視点の戦略目標の因果関係

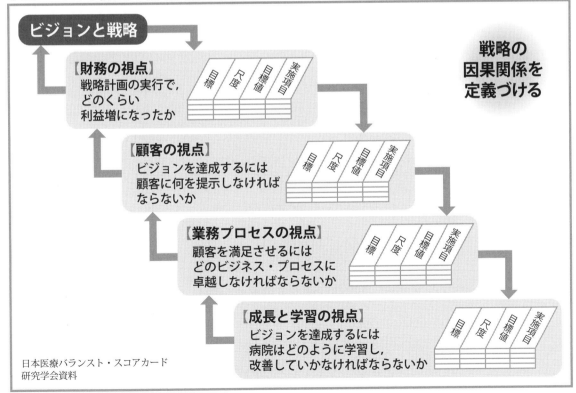

図44 BSC（戦略マップとスコアカード）

日本医療バランスト・スコアカード研究学会資料

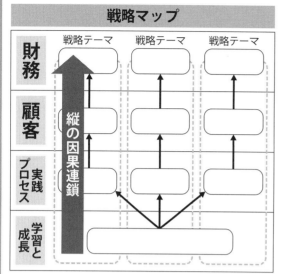
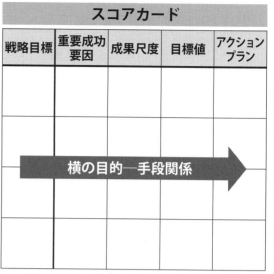

具体的には、「戦略マップ」と「スコアカード」というもので戦略（P.152, 153参照）を示します（**図44**）。戦略マップでは縦の因果連鎖を、つまり戦略の全体像や方向性を示し、スコアカードでは横の目的手段関係を、つまり戦略目標と日々の業務の関連性示し、戦略の進捗を評価・管理するための機能があります。

BSCは、このように戦略の全体像だけでなく、戦略達成のために注力すべき主要な日々の業務の理解をも促すことのできるという点が優れたマネジメント・ツールである所以で、そのためには、「戦略マップ」と「スコアカード」をセットで作成・使用することが原則です。時に、スコアカードだけを示してBSCとしているようなものを見ることがありますが、それではBSCを使用する意味がまったくありません。BSCの活用メリットを出すためには、戦略マップとスコアカードを必ずセットで使用することが必要であり、それがBSCの原則となります。

（1）スコアカードの要素と作成のポイント

スコアカードは、「戦略目標」「重要成功要因」「成果尺度」「目標」「アクションプラン」という要素で成り立っています（**図45, 46**）。<u>スコアカードの戦略目標には、戦略マップで示した戦略目標をそのまま記載</u>します。重要成功要因には、戦略目標達成のために要因の中でも特に重要なものを選定して記載します。この重要成功要因は、あまり多すぎないよう絞り込むことが重要です。明確な数は決まっていないものの、どんなに多くても1つの戦略目標に対して3つ以内を1つ

✳︎図45 スコアカード作成のポイント

	戦略目標	重要成功要因	成果尺度	目標値	アクションプラン
財務の視点	「戦略マップ」より，戦略目標を転記する		重要成功要因を継続的に測定・評価できる指標を検討し記入する。		
顧客の視点					
業務プロセスの視点		戦略目標を達成するためのさまざま要因の中から，特に重要なものをいくつか選び出す。	尺度がどこまでいけば達成されたといえるのかストレッチ目標を設定する	戦略目標とそれを評価尺度の目標値を達成するために，実際に何を行うかを記入する。	
学習と成長の視点					

✳︎図46 スコアカードの構成要素

①**戦略目標**：ビジョンを達成するために必要となる一連の戦略の重要構成要素としての目標

②**重要成功要因**：戦略目標を達成するためのいくつかの要因

③**成果尺度**：主な成果を継続的に測定・評価できる指標

④**目標値**：成果尺度の望ましい数値目標

⑤**アクションプラン**：成果尺度を達成するための具体的行動計画を立てる，いつまでに，誰が責任者で，何をやるかを明確に示す。

の目安とするとよいでしょう（※ノートンとキャプランは成果尺度の数は戦略全体で2ダース以内を1つの目安としていますので，3つでも多すぎるぐらいですが，ここでは数にこだわるよりもむしろ，重要なものに絞り込むことを重視して進めてください）。

　それから，成果尺度とは，重要成功要因を継続的に評価・測定できる指標のことをいいます。重要成功要因に挙げたものをできる限り数値で示すことができるようふさわしい尺度を選定します。そして，成果尺度に挙げた尺度がどの程度になれば戦略目標が達成したといえるのかどうかを検討して，ストレッチな目標となることを意識して目標値を設定します。

　最後のアクションプランとは，戦略目標（それを評価する成果尺度の目標値）を達成するためには実際に何を行うかを記入します。ただし，財務の視点のアクションプランについては，それまでの各視点の目標達成の結果，財務の視点目標が達成されるということになりますから，財務の視点にはアクションプランは記載しません。

(2) BSC導入目的と成果

　時々，看護部での導入事例の中には，戦略マップがなくスコアカードだけ，戦略マップとスコアカードの戦略目標の表記が異なる，などの誤りが散見されることがあります。BSCの導入により成果を上げるためには，まずBSCや導入目的を正しく理解することがスタートになります。

　BSCもまた，フォーマットに何かを書き入れて出来上がりというものではなく，戦略策定を分かりやすく示したものにすぎないのです。ただひな型に言葉を入れたり，数値を入れたところで，何のつながりも見いだせないものは，そもそもマネジメント・ツールとしての役目を果たしはしません。**重要なのは，情報を分析し，思考を重ねて，完成した戦略を，同じ策定プロセスを踏んでいない人が見ても，そのプロセスが理解できることです。熟考した戦略を分かりやすく示すための道具であるとの認識が欠かせません。**

第4章

戦略策定，部署目標設定の実践
―事例で見せる！
　SWOT／クロス分析
　誌上添削

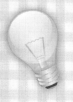

部署目標・戦略，策定の際の注意点

ここからは部署目標や戦略の立て方について，SWOT／クロス分析を中心とした各フレームワークを事例に当てはめながら具体的に解説していきます。

1) 目標にあれもこれもは不要

部門・部署の戦略や目標に記載されることは，その組織単位に実施することすべてではなく，「主要なこと」なのです。しかし，うちの病棟には3チームあるから目標は3つにする必要があるという理由から優先度を無視して全体的に振り分けて，戦略もどき・目標もどきを設定してしまっているケースもよくあります。これは間違いです。チーム分担のための目標ではありません。部門・部署が成功するためのシナリオが戦略であり目標ですから，この大前提からブレた目標設定にならないよう十分注意しましょう。

通常，ある特定のチームが全く無関係になるような目標というものはありません。もし，あるとしたら，それは，目標自体が前述のような考え方でチームに割り振られて策定しているはずですから見直しが必要になります。

また，意味をきちんと伝えたいからと，あれもこれも書きすぎると逆に分かりにくくなることがあります。戦略マップの場合，本来はこれを見れば，部署の方向性がすぐにイメージできるはずなのですが，あまりにも記載が多いと方向性が分からなくなります。また，内容をよく見ていくと，たくさん書いているのは，きちんとしたロジックが形成されていないからなのが分かります。方向性がシンプルに示せないのは，ストーリー展開に論理的な無理がありつながっていない場合と，あれもこれも入れたい・入れておきたい・念のために書いておこうの結果の場合とがあります。作成したものの記載量が多い場合には，このような観点で見直してみましょう。

戦略や目標はあくまでも，ミッション（理念）やビジョン（展望）を達成するための主要な事柄が記載されているイメージです。日々の業務をどのような形で分担するのかは，戦略とは別に分担表や計画表に関する話です。しっかりと区別して考える必要があります。

2) 戦略マップの要はシンプルさ

◆**事例1　戦略マップ（事例1－①，②）**

戦略マップ（**事例1－①**）には，これを見ることによって，組織の方向性，戦

◆**事例1－①　やりたいことを書きすぎて要点が分からなくなってしまう**

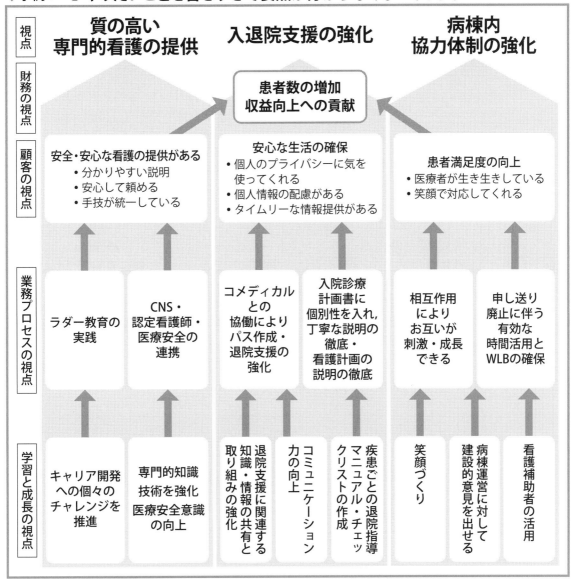

略の全体像が分かるという機能があるのですが，これでは，すぐに方向性が分かりません。いろいろと説明したい・言いたいという気持ちは伝わってきますが，組織としての方向性や戦略あるいは目標の全体像が見えません。このまま提示したのでは，聞き手あるいは読み手にこの戦略マップの意味やどう解釈するのかを考えさせることになり，そのことによって，各自バラバラの解釈を生み，結果として，組織の方向性としてもバラバラになる，混乱させるということになってしまいます。

また，記載されている内容それぞれをどの視点の目標に記載すべきかを**図42**（P.85参照）を基に整理する必要もあります。日々行うことはここに具体的に記載する必要はありません。そのためにあるのがBSCのスコアカードです。BSCの基本をよく理解することで整理も進みます。

◆事例1−② シンプルに主要な目標を示す（改善後）

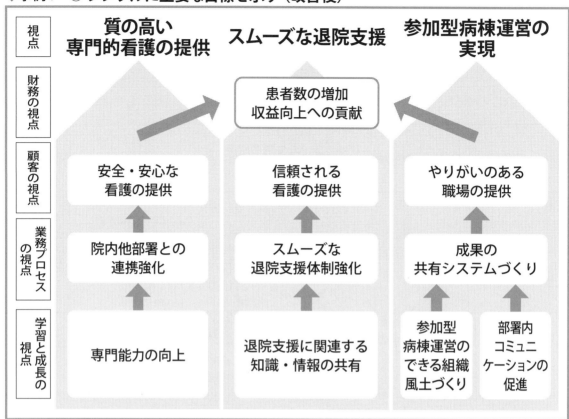

　この戦略マップで伝えたいことをヒアリングして修正したのが，**事例1−②**です。このように，意図することをシンプルにした方が部署としての方向性をしっかりと共有することにつながります。

　戦略マップのストーリー展開を考える中で陥りやすいのが，"成功のためにはたくさんの要素があって……"で，たくさんある要素の優先度は何か，主要な要素は何かに絞り込んで表現しなけれ（ば）ばなりません。目指す姿を達成するためにはたしかにさまざまな要因があります。やらなければならないこともたくさんあるでしょうが，きちんと優先度をつけて，目標とするものを達成するために必要な「鍵」を明確にするように心がけましょう。戦略ストーリーはシンプルに，です。

目標設定のエラーをなくすヒント
重箱の隅はつつかない

　さて，看護部の戦略策定や部署目標設定に関与して，私が一番感じている看護部の弱みは，「重箱の隅をつつきまくる」ことです。大事なもの，重要なものが絞り込めないのです。あれもこれもあるという複雑な状況に優先順位をつけず，

ゴールに向かうための重要な要素に絞って考えずに，絶えず0.000001％ぐらいの可能性までつぶさないと気が済まないとこだわりすぎることなのです。これは，「正解を求めすぎる」ということが理由かもしれません。しかし，どこまで行っても将来・先のことを決めようとしていることに正解はありません。そのようなことに時間を割いたりこだわるのではなく，主役・メイン・大事なものをはっきりさせることが必要なのです。

　行列ができるハンバーグ店を想像してみましょう。なぜそこに行列ができるのだろうと考えてみてください。多くの人は「ハンバーグがおいしいから」と考えるのではないでしょうか。付け合わせの野菜がおいしいから，皿が素敵だから，最後にでるコーヒーがおいしいから，などの理由は，いずれもなくはないでしょうが，というレベルの理由であって主たる理由ではないはずです。ハンバーグ店が繁盛する最大の理由はメインであるハンバーグがおいしいことに尽きるでしょう。

　またＡ地点からＢ地点まで行くのにどのような道筋にしますか？　通常は，やはり最短距離で行きませんか？　Ａ地点からＢ地点に行く道すべてにもしかしたら落とし穴があるかもしれない，いや通らないけれど道の脇にもあるかもしれないからと，それを確認するためにＡ地点からＢ地点までのすべての地面を調べてから出発するなどという行動を通常はとらないはずです。あたり前ですね。

　でも，それでいいのです。ハンバーグ店はまずハンバーグ，移動するなら最短距離か最短時間あるいは最安値。この考え方を是非戦略や目標策定にも取り入れてください。ハンバーグ店でいくら皿をきれいに変えたところで，ハンバーグがおいしくなければ店は繁盛しません。あるかないか分からない落とし穴を隅々まで探したところで，その穴に落ちる可能性の高さと落とし穴をしらみつぶしに探す労力を考えると釣り合いません。

　でも……重箱の隅もきれいにしておかないと……。と思う方—それは，毎日の業務の中でやればよいのです。重箱の隅は，戦略や目標には記載されなくても，毎日，看護師が行うべき業務として粛々とやればいい，そう考えればよいことなのです。重箱の隅にこだわらないことと重箱の隅の汚れを落とさないこととは同じではありません。重箱の隅はつつかないけれど，重箱の隅はきれいにしておきましょう。

※ヒントの初出：月刊ナースマネジャー，Vol.17, No.1, P.67～69, 2015.

3）部門の目標から部署目標に落とし込む役割

◆看護部目標から各部署目標への落とし込み

　看護部の目標に「質と専門性の高い看護の提供」があったとしたら，整形外科病棟では，その質や専門性は整形外科領域の看護で考えるので，部署では「質と専門性の高い整形外科看護の提供」となります。チームによって，役割や機能が異なる場合には，さらにそれを「質の高い周手術期看護の提供」「機能回復看護の強化」というように，看護部の目標を自部署に置き換えるとどのような意味になるのかを考えて，読み替えていくようにします（**図47**）。

4）脱・抽象的目標！ 目標の数値化・見える化

◆目標の数値化と指標の明確化で適正な評価を

　評価のギャップを埋めるためには目標設定時に明確な評価基準を設定することが必要です。**図48**はAさん（上）とBさん（下）の個人目標を示しています。2人とも「自分の実践する看護の質の向上」という目標になっています。このままでは，2人とも同じ目標にしか見えませんが，それぞれ，その目標を達成するための重要な要因（重要成功要因）は何かを記載してもらいました。そうすると，Aさんは，ミスがないこと・迅速に対応すること・患者から信頼されること，Bさんは，スタッフ教育に積極的に関与すること・自己研鑽力・部署の業務改善への積極参加と書かれています。この時点で，まったく一緒だった2人の目標の内容が異なることが分かります。

＊図47 看護部から各部署への展開例

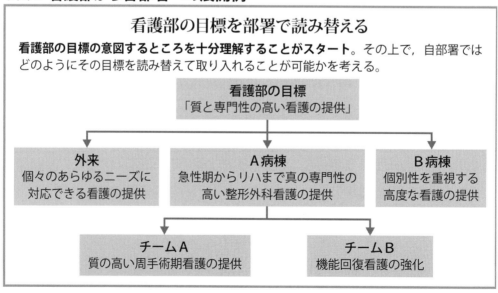

そして，それらを数値で評価するための指標（成果尺度）になるものを考えてもらいます。そうすると，Aさんは，インシデントレポート数，時間外勤務数，患者からのクレーム，Bさんは，院内外での研修企画実施数，院内外研修出席数，学会発表数，部署業務改善実施数を挙げました。

つまり，Aさんの個人目標に対する評価は，インシデントレポート数などの成果尺度で行うことになり，Bさんの個人目標に対する評価は，院内外の研修企画実施数などの成果尺度で行うことになります。それぞれの成果尺度の目標値をどこにするのかを年度初めにきちんと合意の上，設定し，その目標に対して実績がどうだったのかによって，評価することになります。

実は，これは，BSC（バランスト・スコアカード）のスコアカードの一部を応用しているものですが，このように抽象的な目標だけにせずに，目標の意味するところを明らかにすると目標もきちんと数値で評価することが可能になります。それが評価のギャップを埋めるためのポイントになります。

評価のギャップを埋めるための数値化は，目に見えない看護の見える化にもつながります。評価面談の際，「頑張った」というようなことを間に評価者と被評価者が面談を実施するだけではらちがあきません。「頑張ったかどうか」を見るためには，どんな成果尺度を測定すれば明らかにできるのか目標設定時にきちんと設定しておくことが大切です。

また，「頑張った」の他にも，「モチベーションを高める」「やりがいを持って仕事をする」「努力する」「自己研鑽する」など，かなりの頻度で登場する言葉で

*図48 **目標とその意味・数値化する指標の明確化**

		同じ目標でも要因が異なると成果尺度（評価指標）も変わる	
	目標	重要成功要因	成果尺度（評価指標）
Aさんの場合	自分の実践する看護の質の向上	・ミスがない ・迅速に対応する ・患者さんからの評価が高い	・インシデントレポート数 ・超過勤務時間数 ・患者さんからのクレーム数

	目標	重要成功要因	成果尺度（評価指標）
Bさんの場合	自分の実践する看護の質の向上	・スタッフ教育に積極的に関与する ・自己研鑽力を高める ・部署の業務改善へ積極参加	・院内・部署での研修企画・実施数 ・院内外への研修出席数 ・学会参加・発表数 ・部署の業務改善実施数

ありながら，目に見えないだろうと思われがちで，評価者も被評価者も具体的な認識をすることなく1年を経過させてしまいがちです。部門・部署目標の中にも同様に散見されます。

　その代表例ともいえるのが，「スタッフのモチベーションの向上」です。モチベーションの向上は何で判定できますか？　と聞くと，多い答えは「離職率・定着率」です。スタッフのモチベーションが上がれば，離職率が低下する・定着率が向上するというものです。それは間違いではないものの，それだけでは足りないのです。そもそも，部署目標に「スタッフのモチベーション向上」という目標を見たスタッフは，師長の意図を正しく理解しているでしょうか？—していないことは意外と多いのです。その代表例が，スタッフの「師長さんはモチベーションを上げるみたいな目標を掲げているけれど，全然楽にならない。こんなんじゃモチベーションなんて上がりません」的な発言です。なぜこんなことになったのかというと，師長の考えているモチベーションの向上と，スタッフの理解したモチベーション向上にはズレがあるからです。

　ですから，モチベーションの向上という目標の意味を正しく伝える必要があります。決して「仕事を楽にする」ことがその意味ではないはずです。意味を正しく伝えるには，長い説明を繰り返し行うことだけではなく，使用する用語の選択もまた重要な意味を持ちます。次の言葉をご覧ください。似ているものの，ここから受けるイメージには微妙な違いがあるはずです。

- モチベーションの向上
- 全員参加の病棟づくり
- やりがいのある仕事
- 働き続けられる職場
- 働きやすい職場
- 働きがいのある職場

　安易によく使われるだけの理由で言葉を設定せずに，本当に戦略・目標策定者として意図することを正しく伝えられて，誤解を与えない言葉を適切に選択することを重視しましょう。

数値化の落とし穴を学ぶヒント
数値化したけれど……失敗すると成果が上がる？

　部署目標を設定した際に，患者満足度を向上させるための鍵は，「分かりやすい説明」だとの結論に達したある部署の話。どれだけ分かりやすい説明ができたのか？　をどのような数値で測定するかを検討した結果，「患者指導数」となり

ました。退院する患者，手術を受ける患者に対して，"個々のニーズに応じた指導をした数"は，その部署の患者満足度を向上させるための「分かりやすい説明」の実施度合の評価としてふさわしいものと考えてモニタリングを始めたのでした。

　4月，5月となかなか数値が伸びてこない状況がありました。ところが，6月，一気に数字が10倍になったのです。

　なぜ？

　その答えは，部署で発生したあるインシデントが原因でした。そのインシデントに関連して患者に行った指導が増加したというのです。

　ん？　ちょっと待って。これはおかしくありませんか？　何か問題が発生すると指導数が増えるのであれば，この尺度・指標は質の向上や満足度の向上を測定するものとしてはふさわしくありません。

　さて，どうしてこのようなことになったのかというと，何をカウントすべきかを混同しているのです。ここでカウントすべき指導数とは，患者のために行った説明のことを意味しており，問題が発生した時に病棟で一律に患者に行う説明のことではありません。数値で示すことはとても大事なのですが，目標の進捗管理を行う管理者自身が，その数値の意味を十分理解していないとこのようなことが起こり得ます。

　ただ数字を見ていてもダメ。数字の"意味"を"考えて"見ないとね……。意外と多い，こんな勘違い。チェックしておきましょう。

数値化・見える化の落とし穴

①数値化したことで尺度と数値しか見ていない⇒そもそも目標達成を数値化するための尺度の設定でありその数字なのであって，重視すべきはそもそもの「目標」でなければならない。

②尺度を設定した時にカウントすべき定義があいまいだった⇒その尺度の定義（どのようなものをカウントするのかしないのか，計算式が必要なものであればその算出式など）をしっかりしておかなければならない。

③尺度の表現からの誤解を生んだ可能性⇒患者指導数という言葉から，患者に対する指導をすべて数えるのだろうという思い込みが発生したことも考えられる。患者指導数という言葉が本当にこのままでよいのか，別の表現の方がふさわしいのかなど検討の余地がある。

誌上添削 —部署の環境分析・目標・戦略のお手本例—

1）SWOT分析

(1) 看護部のSWOT分析

まず最初に、看護部のSWOT分析を解説・修正していきましょう。

◆**事例2 看護部のSWOT分析（事例2－①，②）**

①網羅されてない・偏りがある・そもそもどんな看護を実践しているのか分からない

　このSWOT分析は，全体的に"研修"や"教育"についての記載が目立ちます。よく見ていくと，内部環境の強み・弱みには，人材育成・組織風土などに関することばかりになっていて，「偏り」があります。強み・弱みには，組織内部の良い点・好ましくない点（弱い点）を全体網羅（MECE）的に記載することが大事です。もっと他の視点で組織を見る必要もありますが，そもそもこの看護部の役割のようなものの記載がなく，どんな看護部なのかのイメージが全くできません。

②自分（管理者）のアピールはいらない

　さらに，何となく，ここから読み取れるのは，「看護管理者としてこんなことをしています」というアピールです。自分が頑張って行っていることをアピール

◆**事例2－① "看護"そのものが見えない＆視点の偏りのあるSWOT分析**

強み（S）		弱み（W）	
S1	毎日ミーティングを行ってスピーチを実施し，伝達力を養っている	W1	集合研修と現場教育がリンクしていない
S2	接遇アップを目指して研修に力を入れている	W2	研修が時間外で行われることが多い
S3	ポートフォリオを用いて目標管理を導入している	W3	看護補助者や介護人員の教育システムがない
S4	アサーション研修が定期的にある	W4	働きやすい職場づくりについての活動が積極的に行われていない
S5	看護研究などの院外発表を積極的に行っている	W5	研修を長いと感じている人が多い
S6	病棟活性化チームがありスタッフのモチベーションを高めている	W6	ラダーの認定が定着していない
S7	課題別研修がある	W7	新人看護師の採用より中途採用看護師の方が多い
S8	認知症ケア専門士が5人いる		

機会（O）		脅威（T）	
O1	診療圏の中で唯一の救急指定病院である	T1	地域の高齢化率が37.5％である
O2	認定看護師が3人いる	T2	入院患者に認知症が増えている
O3	実習生を受け入れているので新人看護師採用ができる	T3	独居老人・家族支援のない患者が増加している
O4	救急の断りなしを目指す活動をしている	T4	少子化が進み生産化年齢人口が減少している
		T5	慢性的な医師不足と看護師不足がある
		T6	地域人口が減少している

するのではなく，組織としての強み・弱みを記載しなければなりません。ここに記載するのは，管理者のやっていることではなく，客観的な組織の「状態」であるはずです。

それができれば，"できる管理者"であることは誰の目にも明らかです。ここで自分をアピールするのではなく，粛々と分析してください。

③外部環境と内部環境の混同

また，外部環境要因を見てみると，機会にある「認定看護師が3人いる」は内部環境に記載する方が適切です。強みに移動した方がよいでしょう。また，「実習生を受け入れているので新人看護師が採用できる」とありますが，現状，新人看護師の採用が十分にできているのであれば，「新人看護師の確保がうまくできている」などの記載を強みに入れたいところですが，弱みを見てみると，「新人看護師採用より中途採用が多い」との記載がありますので，ここでは，「看護実習生を積極的に受け入れている」として，強みに記載するのが妥当でしょう。

④文章の書き方

さらに，前述の「実習生を受け入れているので新人看護師が採用できる」とは，実習生を受け入れているという現状から，新人看護師が採用できる（だろう）と

◆事例2-② **全体を網羅して看護・患者からの視点を追加するポイント（改善後）**

強み（S）	弱み（W）
S1　毎日ミーティングを行ってスピーチを実施し，伝達力を養っている	W1　集合研修と現場教育がリンクしていない
S2　...	W2　研修が時間外で行われることが多い
S3　...	W3　...
S4　...	W4　...
S5　...	W5　...
S6　...	W6　...
S7　課題別研修がある	W7　...
S8　認知症ケア専門士が5人いる	

> やっていることを書くのではなく，部署の得意とする点，強い点，良い点を明確にする。
> 研修以外の視点は必須。ここに，部署の行う看護の特徴も記されるはず！

> 研修や教育以外の視点が必要。本来の看護としての質を考えるような要素を盛り込もう！　顧客が見えない（患者が見えない）分析はダメですよ。

機会（O）	脅威（T）
O1　診療圏の中で唯一の救急指定病院である	T1　地域の高齢化率が37.5%である
O2　認定看護師...	T2　入院患者に認知症が増えている
O3　実習生を受け入れ...看護師採用...	T3　...のない患者が増加
O4　救急の断り...ている	T4　...年齢人口が減少し...
	T5　慢性的な医師不足と看護師不足がある
	T6　地域人口が減少している

> 外部環境はマクロな視点が入っている点はよいが，院内の他部署や病院の役割・機能についても記載があった方がよい。

※修正・改善ポイントを太字で表した。

いう予測になっているのではないでしょうか。ですから，ここでは，きちんと現状は何かに絞り，明確化することが大事です。現状を見て，この先どのようにしていくのかは，次のステップであるクロス分析で整理した方がよいです。

また，実際に行う際には，単語だけの表現や体言止めは極力やめましょう。○○が△△であるというように，簡潔な文章表現にしてSWOT分析を見たら誰もが理解できるよう心がけることも大切です。

(2) 部署のSWOT分析
◆事例3　内部環境分析だけではSWOT分析ではない

たまに，**事例3**のような内部環境分析だけのSWOT分析を見かけることがありますが，SWOT分析とは，強み・弱み・機会・脅威の英単語の頭文字をとってSWOT分析というわけで，内部環境・外部環境を両方記す必要があります。SWOT分析とは，内部環境分析と外部環境分析を行うための統合型の現状分析（環境分析）ツールですから，その機能に従って活用すべきです。

また，体言止めを避けてきちんと意味が分かるように記載すること，さらに，主要な現状を外さずに全体網羅を重視しましょう。

◆事例3　内部環境分析だけではSWOT分析ではない

強み	弱み
①退院支援カンファレンス1回/週実施 ②退院支援スクリーニングシート記載率100% ③看護師・栄養師・薬剤師による退院指導	①心不全患者の繰り返す再入院と長期化 ②退院支援へのスタッフの意識や知識不足 ③退院支援アセスメントシート記載率50% ④退院支援計画書記載20%

★SWOT分析は，部署の主要な現状が網羅されるようにする

★SWOT分析は内部・外部のプラス・マイナス要素で
　現状を整理するツール（強み・弱み・機会・脅威）であるので，
　その原則にのっとった使用に意味がある
　（また，部署の現状についてスタッフなどへの理解を促す効果があり，
　特に，スタッフは院外の状況，社会環境，一般的な患者の動向などの外部要因について
　理解がしにくいことが多いため，外部要因も明記すべき）

★体言止めなどを避けて意味が分かるように簡潔な短い文章で表現する

2) SWOT／クロス分析

(1) 急性期病院の看護部のケース

◆**事例4　急性期病院の看護部のSWOT／クロス分析（事例4－①，②，③）**

　ある急性期病院看護のクロス分析です（**事例4－①**）。現状分析（環境分析〈SWOT分析〉）は網羅的に（MECEに）されていますが，全体的にクロス分析の経営課題表現が小さい感じがします。

　そこで，経営課題の表現を修正したのが**事例4－②**，修正ポイントをまとめたのが**事例4－③**です。

①経営課題の意味や意図の部分を明確にする

　看護部の経営課題や戦略目標を部署ではより具体的に，個別に読み替えて展開していきます。そのことを考えると，看護部の経営課題は，もっと大きく，つまり，行おうとすることの意味や意図の部分を明確にした方がよいです。

　例えば，「SPDを導入して過剰在庫を減少」は，「医療材料や薬品の適正管理を行う体制を整備し，無駄なコストの削減を強化する」とした方がよいでしょう。SPDの導入は，おそらく目的ではなく，何らかの目的があってとる一つの手段でしょうから，たとえ，近々，SPDを導入する予定があったとしてもそのこと自体を経営課題としてとらえるのは適切ではありません。医療材料や薬品の適正管理が目的で，そのための体制整備の一環としてSPDがあり，過剰在庫を減らすことだけを目指すのではなく，無駄なコスト削減を強化する方が適切でしょう。そうすると，「医療材料や薬品の適正管理を行う体制を整備し，無駄なコストの削減を強化する」という看護部の問題のとらえ方を念頭に置いて，自分たちの部署ではどのようなことを解決すれば，看護部全体の問題解決に貢献できるのかということが考えやすくなります。

②何が言いたいのかを簡潔に・明確に

　例えば，「タイムリーに情報共有でき，安全な医療が提供できるように，ベッドコントロールシステムを構築する」については，「タイムリーな入退院情報の共有ができる仕組みづくりを行い，スムーズな退院システムを構築する」と「タイムリーな情報共有により，安全な医療・看護の提供を強化する」の2つの意味が1つの文章の中にありますので，明確に分けた方がすっきりします（伝わりやすくなります）。もし，経営課題の中に2つの意味があるような場合には分けた方が分かりやすくなります。また，ベッドコントロールという単語のインパクトが強く，ベッドコントロールだけに注目されてしまうことも危惧されます。スムーズな入退院システムの構築の中でベッドコントロールが重要，あるいは，必要な患者をすべて

◆事例4-① 経営課題の表現がぶいさすぎるSWOT/クロス分析

看護部の SWOT/クロス分析

(平成27年度看護部目標管理)

内部環境分析

(1) 強み (Strength)

① 認定看護師15人、専門看護師4人、認定看護管理者1人
② 看護補助者 (75:1) がいる
③ WLB推進3年目、育児時間、育児部分休業、介護休暇等の利用者がある
④ キャリア開発ラダー開始4年目
⑤ 看護学生、大学院等、認定看護師教育課程の実習生を受け入れている
⑥ チーム医療（呼吸・NST・ICT・褥瘡）
⑦ バス使用促進看護師1人いる
⑧ MSW2人増加。退院調整看護師2人専従配置
⑨ 救急車搬送件数が増加している
⑩ 各病棟にリンクナースを配置
⑪ 総合周産期母子医療センターとして、リスクの高い妊産婦を受け入れている
⑫ がん登録患者が多い

(2) 弱み (Weakness)

① 産休者が増加傾向にある
② 看護補助者が嘱託雇用3年で替わる
③ 病棟師長の管理業務が多くなった
④ 駐車場移転に伴い研修参加が難しい
⑤ インシデントレポート3bが増加
⑥ 病床数減少によりベッドコントロールが困難になった
⑦ 医療材料や薬品の定数管理が不十分
⑧ 持参薬管理・予定外注射準備が不十分
⑨ 入院基本料夜勤時間72時間超え看護員の体制が整っていない
⑩ 第1種院内感染症に対する体制が整っていない

外部環境分析

(3) 機会 (Opportunity)

① 7:1看護体制を取っている
② がん診療拠点病院・周産期医療センター
③ 在宅医療施設は、全国と比較して多い
④ 新病院の建築が4年後完成予定
⑤ 日本看護協会のWLB (ワークライフバランス) 推進事業に参加

(4) 脅威 (Threat)

① 近隣に医療施設が集中している。急性期の病床数が多い
② 2025年間問題にあるように当エリアも超高齢化社会となる
③ 既卒者の採用も増えてきてはいるが、看護師不足の折、退職しても再就職しやすいため定着が難しい
④ 新病院建設後病院経営は多額な負債を抱える
⑤ 医療経営環境の変化により、質と採算性・効率性の利用率が強く求められるようになってきた

機会に対して強みを活用する

◆ 高度医療機関として対応できる専門性の高い看護師の養成・確保を図る (救急、災害など・がん・周産期・感染)
◆ 看護職員が働きやすい職場環境の継続的改善
◆ 患者の個々のニーズに応じた看護を提供しより良い生活の質の向上を目指し看護外来の開設準備・運営をする
◆ 他職種との協働によりチーム医療を行い地域連携を強化し、新病院における入退院センター開設に向け準備・運営する (在院日数の短縮・紹介・逆紹介率の上昇)

脅威に対して、強みで差をつける

◆ 実習指導委員会から看護職員に対し看護の魅力を学生に知ってもらい就職につなげることができるよう発信し環境を整える
◆ 看護補助者の教育を強化し、患者サービスの向上を図る

弱みを補強して機会をとらえる

◆ SPDを導入して過剰在庫を減らす
◆ 持参薬管理・注射準備が安全に行われる環境をつくる
◆ 病棟クラークが看護師にかかわる書類（入退院にかかわる書類・請求書・高額医療・特定疾患申請等）し、看護マネジメントに集中できる環境づくりが事故防止対策の中に、現場の分析力を高める実践をする

脅威が弱みに結びつくリスクを避ける

◆ タイムリーに情報共有でき、安全な医療が提供できるように、ベッドコントロールシステムを構築する
◆ 事故防止対策のため、CN・CNSとコラボして看護実践能力の向上を図れるよう環境を調整する
◆ 教育体制の中に、管理者教育プログラムとして組み込まれる
◆ 夜勤のできる看護師確保

◆事例4-② **目的を明確にして課題を広くとらえたSWOT/クロス分析（クロス分析のみ抜粋）（改善後）**

機会に対して強みを活用する	脅威に際して、強みで差をつける
◆高度医療機関として専門性の高い看護師の養成・確保を強化する（救急、災害など・がん・周産期・感染） ◆看護職員が働きやすい職場環境の継続的改善をする ◆患者の個々のニーズに応じた看護を提供しより良い生活の質の向上を目指し看護外来の開設準備・運営する ◆他職種との協働により医療という地域連携を強化し、新病院における入退院センター開設に向け準備・運営する（在院日数の短縮・紹介率・逆紹介率の上昇） ⇒他職種との協働によりチーム医療を実践し、地域において中核的な役割を果たす病院としての看護師・専門な看護機能を強化する ◆地域連携を推進し、スムーズな入退院ができる体制を整備していく	◆実習指導委員会から看護職員に対し看護実践の中から看護の魅力を学生に語ってもらい就職につなげることができるよう発信し環境を整える ⇒実習指導委員会が看護職員に発信する？ 学生に発信する？ 文章の整理が必要 ◆看護補助者の教育を強化し、患者サービスの向上を図る ◆実習生にとって満足度の高い実習先として認知されるように、実習指導委員会を中心に看護職員全員で教育的なかかわり方に対する意識を向上させる ◆実習学生に対して当院のことをよく理解してもらうために、キャリア開発、WLBなど看護部の取り組みについて説明を行う ◆看護部の新病院計画、専門的な教育プログラム、安心の福利厚生制度など看護部の魅力を内外に周知し確保につなげるために情報発信機会を増やす
弱みを補強して機会をとらえる	**脅威が弱みに結びつくリスクを避ける**
◆SPD者導入して過剰在庫を減少 ⇒医療材料や薬品の適正管理を行う体制を整備し、無駄なコストの削減を強化する ◆持参薬管理・注射準備が安全に行われる環境をつくる ◆病棟クラークの配置（入退院にかかわる書類・請求書・高額医療・特定疾患申請等）し、師長が看護マネジメントに集中できる環境づくり ◆事故防止対策のため、現場の分析力を高めの実践する	◆タイムリーに情報共有でき、安全な医療が提供できるように、ベッドコントロールシステムを構築する ◆事故防止対策のため、CN・CNSとコラボして看護実践能力の向上を図れるよう環境を調整する ◆教育体制の中に、管理者教育をプログラムとして組み入れる ◆夜勤のできる看護師を確保する

※修正・改善ポイントを太字で表した。

◆事例4－③ 修正のポイント

SWOT／クロス分析修正ポイント

①経営課題の意味を明確に

　　すべての課題について添削していませんが，全体のクロス分析の経営課題表現が小さく感じます。看護部の経営や戦略目標を部署ではより具体的に，個別に読み替えて展開していくことを考えると，看護部の経営課題は，もっと大きく，つまり行おうとすることの意味や意図の部分を明確にした方がよいでしょう。

例えば……

◆SPDを導入して過剰在庫を減少。

⇒**医療材料や薬品の適正管理を行う体制を整備し，無駄なコストの削減を強化する。**

※SPDの導入が目的ではなく，無駄なコストの削減あるいは適正な在庫管理が目的です。したがって，SPDを導入するということはスコアカードのアクションプランの中に記載した方がよい事項で，ここでは，何が大事なのか，何が目的なのかを明確にした方がよいでしょう。

②何が言いたいのかを簡潔に・明確に

例えば……

◆タイムリーに情報共有でき，安全な医療が提供できるように，ベッドコントロールシステムを構築します。

⇒**「タイムリーな入退院情報の共有ができる仕組みづくりを行い，スムーズな退院システムを構築する」**
「タイムリーな情報共有により，安全な医療・看護の提供を強化する」

※もしこの2つの意味があるなら，分けた方が分かりやすいでしょう。全部関連するということであれば，このままでは無理につなげた感じがあり，すぐに理解しにくい感じがします。また，ベッドコントロールという単語のインパクトが強く，ベッドコントロールだけに注目されてしまうことも危惧されます。スムーズな入退院システムの構築の中でベッドコントロールが重要，あるいは，必要な患者さんをすべて受け入れることが当院のミッションであり，その実現のためのベッドコントロールなのだということを明確にすることが必要と感じられます。

③SWOT分析に患者からの評価に関する項目がない

　　患者数の増減，患者満足度の増減，クレームの増減など，看護の対象（顧客）である患者さんに関する事柄を追加した方がよいです。外部環境要因も広く社会的な視点，地域の視点，医療政策の視点などの項目があった方がよいでしょう。

看護部の視点はもっと大きく方向性を。
「実際にやらなければならないこと」を中心にしません。これは，アクションプランや具体的な計画の中で必ず実施します。ここでは，現状から看護部が向かう方向性を明確にすることを重視してください。

※修正・改善ポイントを太字で表した。

受け入れることが当院のミッションであり，その実現のためのベッドコントロールなのだということを明確にすることを前面に出した方が適切だと思われます。

③SWOT分析にモレ―特に患者からの評価の視点

それから，このSWOT分析には，患者からの評価に関する項目がありません。患者数の増減や患者満足度の増減，クレームの増減など，看護の対象（顧客）である患者に関する事柄を追加する必要があります。看護部の主要顧客はやはり「患者」です。ですから，その顧客のニーズや顧客に注目して視点を盛り込まないと，良い看護サービスの実践にはつながりません。目の前にある職員のことや今年すでに予定されている院内のこと（SPD導入など）だけに注目することなく，本来の顧客の情報を現状分析（環境分析）に入れることを忘れているケースも多々ありますので，注意しましょう。また，外部環境要因も広く社会的な視点，地域の視点，医療政策の視点などの項目があった方がよいでしょう。一般に部署のSWOT分析では外部環境，特に院外の視点を実感することが難しい場合もあります。ですから，看護部の分析では，しっかりと広い視野で看護部をとらえる必要性があります。

(2) 精神科病院の看護部のケース

◆事例5 精神科病院の看護部SWOT／クロス分析（事例5－①～⑤）

事例5－①をアクションプラン中心の表現から**事例5－②**のように修正し，BSCに展開してみると，**事例5－③～⑤**のような戦略マップ・スコアカードになります。**事例5－①**のクロス分析の中で登場する言葉は，**事例5－③**の戦略マップの中には登場しませんが，それぞれの目標の意味の中に含まれています（戦略マップ下の枠内に言葉を挙げています）。「採用力の強化」は，断らない質の高い精神科看護を提供していくための基盤としての人材確保の中で対応することとします。また，精神科看護力，身体管理能力，患者サービス力などはまとめて「対応力の向上」という目標になりました。逆にいうと，対応力の向上とはここでは，精神科看護力，身体管理能力，患者サービス力と定義しているのです。

この戦略マップで，この看護部の方向性がお分かりいただけるのではないでしょうか。少なくとも，方向性，重視したいこと，主要なことが分かるはずです。ただ，これだけでは，日々の実際の業務との関連性はまだ分かりません。そこで，BSCは戦略マップだけではなくスコアカードもセットで使用することで，全体像による戦略目標の因果関係と目標と日々の業務との関連性を分かりやすくしているのです（**事例5－④，⑤**※スコアカードの一部）。

◆事例5-① 看護部の役割よりもアクションプラン中心になっているSWOT/クロス分析

SWOT/クロス分析	機会（O＝Opportunity） ①病院見学者数の増加 ②看護学生（実習）を受け入れている ③近隣に総合病院があり重度の身体合併者の転院可能 ④時間外で他院からの紹介が多い（精神科救急輪番体制が機能していない	脅威（T＝Threat） ①身体治療を必要とする患者の急増 ②他院建て替えに伴う精神科救急への参入の可能性 ③診療報酬改定（精神療養マイナス改定） ④民間紹介会社の本格参入（働き手市場の促進） ⑤患者権利意識の高揚 クレーム対応頻度増加 ⑥医療事故調査制度が運用開始
強み（Strength） 1. 地域の精神科救急基幹病院である 2. 働きやすさ（「私生活配慮」「職場雰囲気」）について看護職員の満足度は高い 超勤時間が短縮 3. 身体治療の経験がある看護職が多い 4. 内科病棟を持っている 5. Ver.6.0認定病院である 6. 資格取得に対する支援体制がある 7. e-learningなど学習支援体制がある	積極的施策（伸ばす） 1-④入院の受け入れ（積極的）と受診を断らない強い方針の明確化 2、6、7-①②良質な職員確保に努める（募集要項の変更、パンフレット変更、動画作成） 6、7-①②専門職として学習促進を図り、院内外に成果発表の機会を増やす	差別化戦略（際立たせる） 3、4-①②身体管理（処置）研修システム構築
弱み（Weakness） 1. 育成ステップアップ型の教育システムが確立していない 2. 専門看護師、認定看護師が少ない 3. 会議設定時間開催や提出物期限が守られず、事業遅延、停滞させる場面が多々ある 4. 精神科病棟において身体管理が十分ではない 5. 就職は人材紹介会社依存傾向にある 6. 知人への悪い、職場勧誘の認識を持ってもらえていない 7. 離職率の悪化傾向 8. 病床利用率の変動が大きい 9. 有害アクシデント（転倒、自殺、身体管理）増加	段階的施策（とらえる） 1、4-①②院内キャリア開発支援（専門看護師等の育成 2、7、8-⑤ワークライフバランス（WLB）制度の拡充 7、8-②就労ニーズ調査をもとに要因の明確化	撤退・リスク回避策（改善） 1-⑥クレーム対応能力向上 5、4-④人材紹介会社に頼らない人材開拓 5、8-⑤労使協議の充実 9-③診療報酬改定を見定め、適切な人員配置 10-①⑦事例検討を制度化させ、対応力を高める

◆事例5-2 看護部の役割を大きな視点で示したSWOT/クロス分析（改善後）

SWOT/クロス分析	機会 (Opportunity)	脅威 (Threat)
当院看護部の本来の役割、果たすべき役割を考えてみる（大きな視点で） 当院看護部の真の強みをさらに強く！	①病院見学者数の増加 ②看護学生（実習）を受け入れている ③近隣に総合病院があり重度の身体合併症の転院可能 ④時間外で（他院からの紹介が多い（精神科救急輪番体制が機能していない）	①身体治療を必要とする患者の急増 ②他院建て替えに伴う精神科救急への参入の可能性 ③診療報酬改定（精神療養マイナス改定） ④民間紹介会社の本格参入（働き手市場の促進） ⑤患者権利意識の高揚 クレーム対応頻度増加 ⑥医療事故調査制度が運用開始 ⑦看護師確保の競争がある（看護師不足）
強み (Strength)	積極的施策（伸ばす）	差別化戦略（際立たせる）
1. 地域の精神科救急基幹病院である 2. 働きやすさ（「私生活配慮」「職場雰囲気」）について看護職員の満足度は高い 超勤時間が短縮 3. 身体治療の経験がある看護職が多い 4. 内科病棟をもっている 5. Ver.6.0認定病院である 6. 資格取得に対する支援体制がある 7. e-learningなど学習支援体制がある	県内唯一の民間精神病院として、専門性の高い看護を提供する 6、7-1②専門職として学習促進を図り、院内外に成果発表の機会を増やす	身体管理力の向上により、県内の幅広い患者への対応力を上げる **身体管理を含めた研修等、手厚い教育体制を構築し、新人を含めた看護師採用の強みとして外部に周知させていく。**
弱み (Weakness)	段階的施策（とらえる）	撤退・リスク回避策（改善）
1. 育成ステップアップ型の教育システムが確立していない 2. 専門看護師、認定看護師が少ない 3. 会議定時開催や提出物期限が守られず、事業遅延、停滞させる場面が多々ある 4. 精神科病棟において身体管理が十分ではない 5. 就職は人材紹介会社依存傾向にある 6. 知人への患者、職場勧誘の認識を持ってもらえていない 7. 離職率が悪化傾向 8. 病床利用率低下の変動が大きい 9. 有害アクシデント（転倒、自殺、身体管理）増加	院内キャリア開発を促進し、質の高い看護の提供体制を構築する 7、8-2就労ニーズ調査をもとに要因の明確化 院内キャリア開発・ワークライフバランス（WLB）制度の拡充など働き続けられる職場づくりを進める	職場コミュニケーションの促進 5、8-⑤労使協議の充実 9-(3)診療報酬改定を見込み、適切な人員配置 **看護師の能力向上** **患者サービスの向上**

※修正・改善ポイントを太字で表しました。

◆事例5-③ **精神科病院看護部の戦略マップ**

例えば…

```
幅広いニーズに対応する              成長できる職場の提供
専門性の高い精神科看護の提供

          収益の向上（健全な財務基盤の確保）など
              ↑                    ↑
    断らない精神科看護の提供    やりがいを感じて働き続けられる職場の提供
              ↑                    ↑
        業務水準の向上      ワークライフバランス（WLB）制度利用の促進
         ↑        ↑              ↑            ↑
     人材の確保  対応力の向上  キャリア支援の強化  経営参画意識の向上
```

- ✓採用力の強化
- ✓精神科看護力
- ✓身体管理能力
- ✓患者サービス（クレーム対応等）
- ✓院内キャリア開発支援
- ✓WLB制度の拡充
- ✓戦略・目標の共有
- ✓労使のコミュニケーション
- ✓適切な人員配置

参考：⬚⬚内の言葉はSWOT／クロス分析の中で出てきている言葉。
これらはすべて言葉は記載していないが戦略マップの中に含まれている

◆事例5-④ **精神科病院の看護部のスコアカード**（1つ目の戦略テーマ）

例えば…

戦略テーマ：幅広いニーズに対応する専門性の高い精神科看護の提供

	戦略目標	成果成功要因	成果尺度	現在値	目標値	アクションプラン
財務の視点	収益の向上	患者数の増加	入院患者数 外来患者数 病床稼働率	― ― ―	○○人 ○○人 89%	
顧客の視点	断らない精神科看護の提供	幅広いニーズに対応できる看護の提供 安全である	入院断り件数 クレーム件数 インシデントⅢb以上件数	― 20/月 3件	3/月以下 10/月 0件	・院内のベッド空き状況を毎朝把握する ・患者さんのニーズに向き合い対応するような組織風土づくりに取り組む ・患者さん，家族へのていねいで分かりやすい説明を徹底する
業務プロセスの視点	看護水準の向上	身体管理マニュアルの整備 安全管理体制の強化	マニュアル数 インシデントレポート数	― ―	20個 月15以上	・誰もが身体管理ができるようマニュアル整備を進める ・インシデントレポートの記入・提出から共有まで各部署で計画的に行う
学習と成長の視点	人材の確保 対応力の向上	採用力の向上 精神科看護力の習得 身体管理能力の向上 患者サービス力の向上	独自採用率 専門看護師数 事例検討会開催数 研修参加率	10% 1人	60% 2人	看護部のPR内容の見直し・周知方法について検討し，内外への看護部情報提供を強化する 看護師採用実績について数値化し，改善策を検討する 事例検討会の定期開催 接遇・サービス研修の全員受講

◆ 事例5-⑤ **精神科病院の看護部のスコアカード**（2つ目の戦略テーマ） 例えば…

戦略テーマ：成長できる職場の提供

	戦略目標	成果成功要因	成果尺度	現在値	目標値	アクションプラン
財務の視点	収益の向上	生産性の向上	離職率（定着率）	8.5	7.0	
顧客の視点	やりがいを感じて働き続けられる職場の提供	職場満足度の向上	職場満足度	83%	90%	・上司との定期面接を3カ月に1度行う
		職場（個人）目標の達成	目標達成率	72%	90%	・目標達成のための面接・サポートの実施
業務プロセスの視点	WLB制度利用の推進	制度の周知	制度利用人数	12人	15人	WLB制度の正しい理解と活用を促すための説明会を開催し，相互理解を深める
学習と成長の視点	キャリア支援の強化	院内キャリア開発制度の構築 WLB制度の拡充	キャリア開発プログラムの完成	—	○○月までに	院内キャリア開発プログラムの検討・作成
	経営参画意識の向上	理念・目標の共有	理念説明会参加率	—	100%	目標・理念共有のための説明会を実施する 労使のコミュニケーション機会を増やす（○○会の定期開催）
		リーダー育成	リーダー人数 リーダー研修会開催数	10人 —	15人 6回/年	リーダー研修会の開催

3）部署のSWOT／クロス分析

では，続いて部署のSWOT／クロス分析例を見てみましょう。

(1) 外来のケース

◆ **事例6 外来のSWOT／クロス分析**（事例6-①，②）

①内部環境にすべきか外部環境にすべきか

まず，「病後児保育がある」という記載が，強みと機会の両方にあります。どちらにすべきか迷ったのでしょう。しかしながら，両方に記載するのは適切ではありません。また，病後児保育自体は，病院が設置して運営しているものであって，外来部署で運営しているものではありませんから，この場合には，外部要因である機会に記載するのが適切です。また，脅威に記載されている「パートスタッフが多い」もおそらく部署のスタッフのことでしょうから，弱みに移動した方がよいです。

②SWOT分析とクロス分析を混同しない

強みに「部署異動により何でもできる看護師の育成ができる」とありますが，

◆事例6-①　内部外部とらえ方ちがい・SWOT分析とクロス分析の混同ケース

外来

SWOT分析／クロス分析

内部環境分析

(1) 強み (Strength)

1. 子育て支援が充実している
2. 病後児保育がある。保育室がある
3. 夜勤をしたくても正社員
4. 時間差出勤で残業時間が少ない
5. 専門的教育を受けた看護師がいる
6. 各科熟練した指導教育ができる
7. 腎臓病について指導教育がある
8. スタッフ年齢に幅がある
9. クラーク、ヘルパーさんの協力が得られる
10. 部署異動により何でもできる看護師の育成ができる

(2) 弱み (Weakness)

1. 専門知識をスタッフ間で共有できていない
2. 知識・技術に差がある
3. 仕事に差がある
4. 診療内容によって決まった看護師しか対応できない
5. 正社員が少ない
6. 処置室での待ち時間が多い
7. 子育て中のスタッフが多く希望休が重なる
8. 入職者が少ない
9. 教育環境が確立していない
10. 診療時間通りに診察が終了しないため休憩をとりにくい

外部環境分析

(3) 機会 (Opportunity)

1. 診療報酬改定で訪問診療の報酬のひきあげ
2. 訪問診療患者が増えた
3. 診察が予約制となった
4. 医療機器の充実があった
5. 外来リハビリが実施により、精査が迅速
6. 電子カルテ運用がすすんでできている
7. 医療材料が一元化された
8. 病後児保育がある
9. グループに幼稚園、学童保育がある
10. 復職支援センターが担当者がいる
11. 病院広報の担当者による勉強会がある
12. 製薬会社による勉強会がある

(4) 脅威 (Threat)

1. パートスタッフが多い
2. 消化器系の治療の高齢化
3. 常勤医の高齢化
4. 常勤医が少ない
5. 患者数増に対し、診察室処置室が少なく、患者のプライバシーが保てない
6. 常勤医に相談ができない
7. 診察室がせまい

機会に対して強みを活用する

- 安心して働ける環境の充実
  S 1. 2. 9   O 8. 9
- 潜在看護師の獲得
  O 10. 11   S 3. 4
- 看護教育の充実
  S 5. 6. 7   O 6. 7. 12

脅威に対して、強みで差をつける

- 部門間の連携強化
  T 1   S 10

弱みを補強して機会をとらえる

- 看護教育の充実
  W 1. 2. 3. 4. 8   O 10. 12
- 業務整理してリーダーの育成
  W 6. 10   O 3

脅威が弱みに結びつく場合に誰でもが不足診療科の対応ができるようにする

- 人員不足
  T 1. W 7
- 常勤医を増やす
  T 2. 3. 4.   W 10
- 改築が必要
  T 7. 5   W 6

◆事例6-② 修正のポイント

SWOT分析／クロス分析

外来

①同じことが強み・機会にあるがこの場合は機会から削除。強みが適切。

③むしろこれはクロス分析で書くべき経営課題

②内部環境の弱みへ移動

④この2つは、部署の計画としては不適切なので削除

内部環境分析

(1) 強み (Strength)
1. 子育て支援が充実している
2. 病後児保育がある。保育室がある
3. 夜勤をしなくても正社員
4. 時間差出勤で残業時間が少ない
5. 専門的教育を受けた看護師がいる
6. 各科熟練した看護師がいる
7. 腎臓病について指導教育ができる
8. スタッフ年齢に幅がある
9. クラーク、ヘルパーさんの協力が得られる
10. 部署異動により何でもできる看護師の育成ができる

(2) 弱み (Weakness)
1. 専門知識をスタッフ間で共有できていない
2. 知識・技術に差がある
3. 仕事に差がある
4. 診療内容によって決まった看護師しか対応できない
5. 正社員が少ない
6. 処置室での待ち時間が多い
7. 子育て中のスタッフが多く希望休が重なる
8. 入職者が少ない
9. 教育環境が確立していない
10. 診療時間通りに診察が終了しないため休憩をとりにくい

外部環境分析

(3) 機会 (Opportunity)
1. 診療報酬改定で訪問診療の報酬のひきあげ
2. 訪問診療患者が増えた
3. 診療が予約制となった
4. 医療機器の充実により、精査が迅速
5. 外来リハビリが実施された
6. 電子カルテ運用がすすんでできている
7. 医療材料が一元化された
8. 病後児保育がある
9. グループに幼稚園、学童保育がある
10. 復職支援センターの担当者がいる
11. 病院広報があたためられた
12. 製薬会社による勉強会がある

(4) 脅威 (Threat)
1. パートスタッフが多い
2. 消化器系の治療ができない
3. 常勤医が予約制化
4. 常勤医が少ない
5. 患者数に対し、診察室のプライバシーが保てない
6. 常勤医に相談ができない
7. 診察室がせまい

機会に対して強みを活かす
◆訪問・リハなどできるまま多様な患者に対応できる外来看護を目指す

全体的に内部環境に「患者からの評価の充実の記載が少なく、なかなか経営課題を明確に出しにくくなっている…

脅威に対して、強みで差をつける
◆多様な勤務を受け入れる職場風土づくりをしていく

弱みを補強して機会をとらえる
●育児支援や復職支援制度の充実を内外にアピールして看護職員採用につなげる
●専門知識の習得・教育を強化し、多様な外来看護に対応していく

脅威が弱みに結びつくリスクを避ける
●無駄を省き、効率的業務を実現するための取り組みの強化
●待ち時間対策の強化
●常勤医を増やす T2、3、4、 W10
●改築が必要 T7、5 W-6

※修正・改善ポイントを太字で表した。

これは文章だけ見ると経営課題風です。部署移動があってさまざまな経験を積んだ看護師がいるので，継続していくと，いろいろなことに対応できる看護師ばかりになるだろう」ということなのであるとしたら，この場合には，弱みにある「知識・技術に差がある」ということと，新たに機会として「部署移動ができる環境にある」を記載してこれをクロスさせて，経営課題として，「部署移動などによりさまざまな経験を通して職員のレベルアップを図る」などの表現にした方がよいでしょう。「SWOT分析には，現状の姿そのものを，クロス分析には，経営課題これからの方向性や課題を」書くようにしましょう。混同しないよう注意しましょう。

③解決できる？　その課題？？？

「常勤医を増やす」「改築が必要」などの課題については，心情としては理解できますが，部署の戦略にはなり得ません。なり得ないということは経営課題として成立しません。したがって棄却（削除）してください。常勤医をどうするか権限も移築をするかどうかの権限も部署の師長にはありません。意見として特定の場で話をすることには問題はありませんが，部署目標設定の際にこれらの事柄について言及することは不適切です。

(2) 手術室のケース

◆事例7　手術室のSWOT／クロス分析（事例7-①，②）

続いて，手術室の例です。こちらは，全体的に「やること」の記載が多くなっているように感じます。やることの「目的」を明確にして「何のために」を含めた文章にすることが重要です。

①患者アンケートの結果は内部環境へ

よく実施されている患者アンケート調査の結果については，部署だけがその評価の理由になっていないことが多いものの，部署の内部要因としてとらえた方が解決策として考えやすいはずです。患者アンケートの結果は当然，院内全体に関することではありますが，全く部署が関係しない外部要因ともいいきれませんので，一般的には内部環境要因としてとらえるのが適切です。この事例の場合にも同様です。外部要因の機会にありますが，こちらは，内部要因の強みに移動しましょう。

②表現した事柄が正しく伝わるか？

例えば，「スタッフが日勤である」を強みに記載していますが，どのような意味で強みに記載したのでしょうか？　日勤だけだから，夜勤がないから育児中の人も働きやすいという意味なのか，他の意味なのかこれだけでは分かりません。読み手に伝わ

◆ 事例7-① 目的よりアクションプランの羅列になっているSWOT／クロス分析

SWOT分析／クロス分析

手術室

		外部環境分析	
		（3）機会（Opportunity） O1 医事課という専門職がいる O2 院内・院外の研修に参加できる機会が多い O3 大学病院とのつながりがある O4 リスクマネジメントに力を入れている O5 手術を受ける患者にアンケートをとり，術前訪問は前日がよいという結果が出た	（4）脅威（Threat） T1 看護師が他の病院へ就職してしまう T2 診療報酬改定 T3 ○○病院が新しくなる
内部環境分析	（1）強み（Strength） S1 さまざまな手術において高度な技術が学べる S2 スタッフが日勤である S3 術前訪問・術中問診を行っている S4 年間約1,800件の手術が行われている S5 医療安全管理者講習を修了したスタッフがいる	機会に対して強みを活用する S1×O3 大学病院より情報を得て看護の充実を図る S2×O2 研修会に積極的に参加をし，伝達講習を行う S5×O4 インシデントレポートの内容を検討し再発を防ぐ S3×O5 術前訪問・術中問診を継続し患者・家族のニーズにあった手術看護の提供	脅威に対して，強みで差をつける S1×T1 手術に関して高度な技術の手術を行っていることをアピールする
	（2）弱み（Weakness） W1 診療報酬改定についての勉強不足 W2 手術室スタッフが18人から15人と減少 W3 安全に対する関心が薄い W4 教育に携わるスタッフが少ない W5 手術の延長で研修に参加できない時がある W6 手術室勤務に経験の差がありすぎる W7 手術手順の見直し・変更が途中	弱みを補強して機会をとらえる W1×O1 医事課との勉強会を行い診療報酬について知識を高める W3×O4 積極的にインシデントレポートの提出を行う W4×O2 積極的に研修会へ参加し情報を得る W7×O3 大学病院からの情報を得て，手術手順作成・見直しに役立てる	脅威が弱みに結びつくリスクを避ける W1×T2 手術に関する診療報酬改定の情報を得る W2×T1 給料・手当の見直しを相談

◆事例7-②修正のポイント

SWOT分析／クロス分析

手術室

"スタッフが日勤である"の意味は？
誰が見ても正しく理解できるように言わんとすることを正しく書く。

これは内部環境のこと。
自部署に対する患者からの評価は内部環境要因。
⇒強みへ移動

	内部環境分析	外部環境分析
	(2) 弱み (Weakness) ← **(1) 強み (Strength)**	**(3) 機会 (Opportunity)** / **(4) 脅威 (Threat)**

強み (Strength)
- S1 さまざまな手術において高度な技術が学べる
- S2 スタッフが日勤である
- S3 術前訪問・術中訪問を行っている
- S4 年間約1,800件の手術が行われている
- S5 医療安全管理者講習を修了したスタッフがいる

弱み (Weakness)
- W1 診療報酬改定についての勉強不足
- W2 手術室スタッフが18人から15人と減少
- W3 安全に対する関心が薄い
- W4 教育に携わるスタッフが少ない
- W5 手術の延長で研修会に参加できない時がある
- W6 手術室勤務に経験の差がありすぎる
- W7 手術手順の見直し・変更が途中

機会 (Opportunity)
- 医事課という専門職がいる
- 院内・院外の研修に参加できる機会が多い
- 大学病院とのつながりがある
- リスクマネジメントに力を入れている
- O5 手術を受ける患者にアンケートをとり、術前訪問時は前日がよいという結果が出た

脅威 (Threat)
- T1 看護師が他の病院へ就職してしまう
- T2 診療報酬改定
- T3 ○○病院が新しくなる

脅威ととらえる外部環境は他にはないか？⇒弱みへ移動
院内他部門・他部署も外部環境になる！

機会に対して強みを活用する
- S1×O3 大学病院より情報を得て看護の充実を図る
- S2×O2 研修会に積極的に参加する

【経営課題の表現】
全体的に「やること」の記載が多い。やることの「目的」を明確にして「何のために」を含めた文章にすることが重要！

脅威に対して、強みで差をつける
- S1×T1 手術に関して高度な技術の手術を行っていることをアピールする

例 高度な手術に対応する知識能力の習得が期待できることを周知させ、看護師確保に活用する。

弱みを補強して機会をとらえる
- W1×O1 医事課との勉強会を行い診療報酬について知識を高める
- W3×O4 積極的にインシデントレポートの提出を行う
- W4×O2 積極的に研修会へ参加し情報を得る
- W7×O3 大学病院からの情報を得て、手術手順作成・見直しに役立てる

脅威が弱みに結びつくリスクを避ける
- W1×T2 手術に関する診療報酬改定の情報を得る
- W2×T1 給料・手当の見直しを相談

これは部署の経営課題にはならないので削除。

※修正・改善ポイントを太字で表した。

るように記載することも大事です。略さず，正しく意味が伝わるように記載しましょう。

③外部要因のモレ？
外部要因の記載事項が少し少なく感じます。部署以外は院内他部門・他部署も院外のこともすべて外部要因となります。もう少し記載事項が増えるはずです。院内のことも含めて部署のおかれている状況をしましょう。

④経営課題はどのようなことを書くのか
SWOT／クロス分析の際に抽出する経営課題は，組織のミッション・ビジョンと整合性がとれるものであることが大前提です。したがって，整合性がとれないことについては修正するか棄却するという原則があります。それから，部署の場合にしろ，部門の場合にしろ，自分たちが解決策として提示することは解決できる事柄や解決すべき事柄であるはずです。この事例には，「給与・手当の見直しの相談」とありますが，どうでしょうか？ 部署として解決すべきことではないはずです。このような事柄を部署の問題や課題としてとらえるのは適切ではありません。師長は部長に話をしたりするのは構いませんが，部署の経営課題として記載することには問題があります。なぜなら，部署が給与を決める立場にないからです。他にもたまに見られる同様例として，「組織図を変更する」「院長を交代する」などがありますが，いずれも部署の課題にはなり得ません。ちなみに，院内全体の戦略としても成立しません。これらのことは，戦略としてとらえるのではなく，何らかのことを意図・目的とした手段の一つにすぎないからです。この事例でも，「給与手当の見直しの相談」は削除しましょう。

4) 二次元展開法

◆事例8～10 優先度をつける二次元展開法 (事例8-①, ②, 9-①, ②, 10)

続いては，優先順位づけをするために二次元展開法（P.80参照）の事例です。

事例8-①をよく見てみると，優先度とは，重要度と緊急度の関係で決定していく方法ですが，「緊急度」ではなく，「緊張度」となっています。このような用語の間違いもたまに見かけますので，修正しましょう。

この事例はデイケアのものです。部署の状況が正確には分かりませんが，「効果的な宣伝力の検討」が最優先課題であることはありません。おそらく，何らかの理由で「急いでいるのだろう」ということが想像されます。しかし，急ぎだけにとらわれて問題の優先度のとらえ方を誤らない目的で二次元展開法を行うのですから，ここでは，急ぎという概念はいったん脇に置いて，まずは「重要度」を

◆事例8-① **緊急度を優先させてしまった二次元展開法**

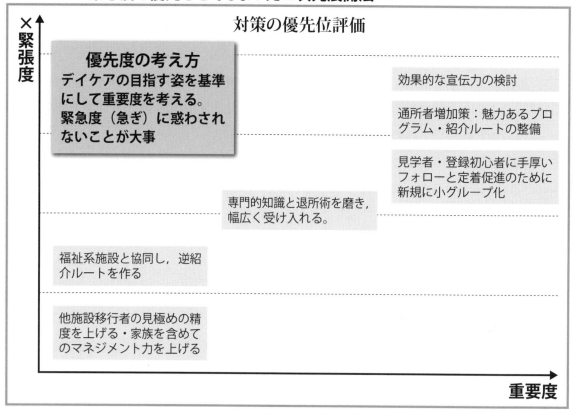

◆事例8-② **重要度→緊急度のステップで再検討した二次元展開法**

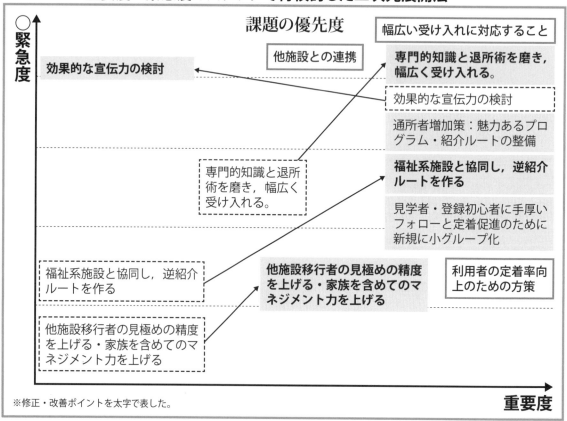

◆事例9-① **二次元展開法による優先度づけ①**

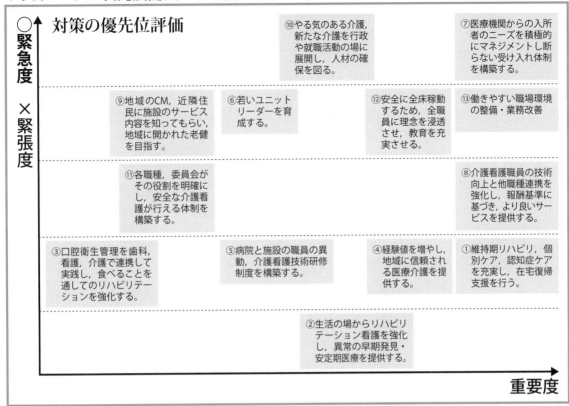

◆事例9-② **二次元展開法による優先度づけ②** グルーピングして戦略テーマを連想させるもの

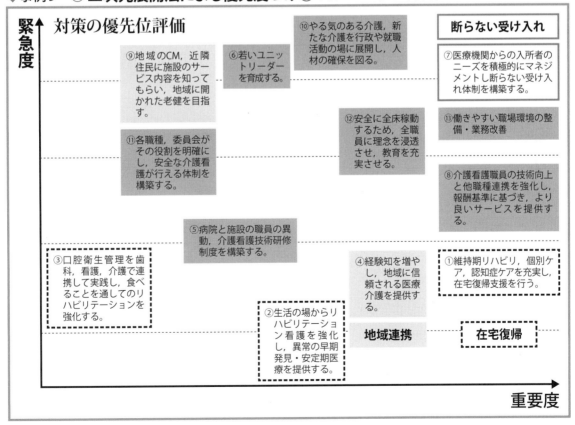

決めて，その後に「緊急度」を考えるというステップを必ず守って行うことが大切です。経営課題の表現を少し変えつつ，優先度づけを行ったのが**事例8－②**です。

さらに，優先度づけを行った後，全体的に眺めてみると，この部署の主要なテーマが見えてきます。この事例の場合には，「幅広い受け入れに対応すること」「利用者の定着率向上のための方策」「他施設との連携」にかかわる記載が多いことが分かります。ここまでできると，この部署の主要な方向性（課題）としては，個々の事柄をさらに集約させてとらえることができます。**事例8－②**で示した「幅広い受け入れに対応すること」「利用者の定着率向上のための方策」「他施設との連携」のがおそらくこの部署の主要な戦略テーマになっていきそうです。

事例9－①の事例も同様です。緊張度ではなく緊急度に修正します。さらに，優先度づけしたものをグルーピングして分類してみると，**事例9－②**のようにここに書かれているたくさんのことは，「断らない受け入れ」「在宅復帰」「地域連携」の大きく3つに集約されていることがお分かりいただけるでしょう。

しかし，注意も必要です。グルーピングしてタイトルづけをしているものの，グルーピング自体が適切でないと全く意味がありません（分かりやすくありません）。また，そもそも経営課題として挙げた意図と異なる問題に変換して問題把

◆**事例10 グルーピングが目的ではない。優先度をきちんと確認することが先決**

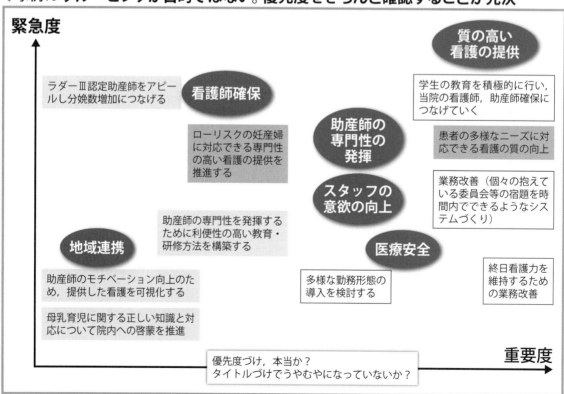

握に解決策に進むことになってしまうので注意が必要です。何となくグルーピングしてしまわず，もともと記載されている経営課題の意味を十分に確認することが大切です（**事例10**）。

5) 目標の表現

◆事例11 地域連携室の目標の表現（事例11－①，②）

ここでは，目標として自由に表現していただいたものをさらにスタッフに伝わるように，あるいは，同じことを別の表現方法で示す方法もあるとして修正したものです（**事例11－①，②**）。それぞれ，目標としての内容を変えてはいません。言葉の選択や表現の仕方に注目として対比させて見てみてください。

◆事例11－① 「やること」と「目的」が関連づけられてない目標の表現

目標

連携業務　病院機能の強化
1　他機関からの相談を受けてから15分以内の回答を目指し，地域と病院および，病院内のスムーズな連携を構築する。

情報管理　連携業務
2　地域関係機関へ出向いたり，ホームページを利用しながら，当院の機能・役割について周知・広報していき，適切な医療が提供できるよう連携を図る。

情報管理
3　過去の紹介・逆紹介データなどビッグデータを分析し，地域のニーズと照らし合わせながら地域精神科医療に貢献する。

職員全員で共有するためのポイント
業務でとらえると「やること」となり，やったら終わり的な感覚になりやすいので，「やること」と「目的」との関連づけをつけた表現にするとよい

◆事例11－② 職員全員で共有できる目標の表現

例えば…

目標

1．**地域住民のニーズに応じた専門的精神医療の提供**
・院内連携体制を整備しスムーズな対応を実現する

2．**地域医療機関から信頼される医療の提供**
・顔の見える連携をモットーに地域医療機関への訪問を徹底する
・当院の機能や役割について理解を促すための方策を強化する

これらの目標を達成するために…

情報管理体制の再構築： 必要データの一元管理と随時更新の徹底	情報提供媒体の整備： ホームページ・パンフレットなどの見直しと活用
業務改善： スムーズな対応を行うためのマニュアル整備	人材育成： 知識・経験の確実な習得ができる人材育成体制の整備

管理者として収益増加や改善に注目するのは、当然のことです。しかし、スタッフや部署に周知する際には、単に増収や増患について示すよりも、日頃の業務と関連づけて考えられるような表現の方が適切ですし、逆に、「やること」ばかりを羅列したような目標では、目的が分からないので、「ここに書かれていることをやればいいんでしょ」という雑な理解を生むこともありますから、やるこ

◆**事例12－① 「やること」はよく分かるけど…**

> **目標**
> 1．厨房の適正設備環境の維持改善を図っていく。
>   　厨房の適正な調理環境を維持するため、<u>厨房設備の保守点検を徹底し食中毒防止に努めて</u>いく。
> 2．業者への衛生チェック強化と衛生教育・指導を行う。
>   　外部からの感染防止のため、衛生区画ごとの衛生チェックを強化し、業者への衛生教育・指導を行っていく。
> 3．異物混入防止のため食器蓋装着を行う
>   　異物混入防止のため全食器蓋装着を行い、リスクの削減を図る。
> 4．患者状態に合った食事提供を行う
>   　他職種との情報の共有を密にし、患者状態の把握に努め、より患者個々に沿った食事提供に努める。
> 5．適正価格の食材購入を行っていく
>   　幅広い食材情報収集に努め、常にコスト意識を持ち、適正価格の食材購入を行っていく。
> 6．患者ニーズに合った食事提供を行っていく。
>   　患者ニーズの対応のため、メニューの工夫や調理技術の向上に努め、より患者に喜ばれる食事提供を行っていく。

◆**事例12－② こうすると、栄養課らしさを感じられる目標へ！**

> **目標**
> 1．**安全な食事の提供**
>   　厨房の適正な調理環境を維持するため、厨房設備の保守点検を徹底し食中毒防止に努めます。
>   　外部からの感染防止のため、衛生区画ごとの衛生チェックを強化し、業者への衛生教育・指導を行います。
>   　異物混入防止のため全食器蓋装着を行い事故防止に努めます。
>   　つねに安全に対する意識を持ち、安全な食事の提供に努めます。
> 2．**喜ばれる食事・美味しい食事の提供**
>   　他職種との情報の共有を密にし、患者の状態の把握に努め、個々に沿った食事提供に努めます。
>   　つねにメニューの工夫や調理技術の向上に努め、より患者に喜ばれる食事提供を行います。
> 3．**適正な食材を利用した食事の提供**
>   　幅広い食材情報収集に努め、常にコスト意識を持って適正価格の食材購入を行います。

とばかりではなく，やることと目的をつなげてイメージできるような工夫も求められます。

＊　＊　＊　＊　＊

事例12〜14はさまざまなパターンで修正していますので，部署目標の表現方法や部署への目標掲示などの参考にしてみてください。

◆**事例13−①** **最終的な目標は確かにそうですが…**

目標

1．収益増加策：
①効果的な宣伝力　　②紹介ルートの再整備

2．通所者の定着率を高める策：
①魅力あるプログラムの整備
②見学者・登録初心者のために新グループをつくり，手厚いフォローで定着促進を目指す

◆**事例13−②** **こんなふうにするとデイケアのサービス向上に力を入れようという気持ちになる目標へ！**

例えば…

目標

1．幅広いニーズに対応できるデイケア
専門知識の習得・向上に努め，幅広い利用者のニーズに対応できるデイケアを目指す

2．魅力あるデイケア
プログラムの整備・手厚いフォローにより利用者にとって魅力あるデイケアを目指す

3．信頼されるデイケア
地域の精神科医療・デイケアの質の向上を目指して地域の他施設との情報交換・連携を図り，利用者に最適環境をスムーズに提供する

4．開かれたデイケア
利用者・地域住民へ開かれたデイケアを目指して，積極的に情報発信や地域交流を行う

◆事例14-① まとめるとそうなんだけど,もう少し具体的に知りたい…

目標

収益向上を図り,地域からのニーズを見据えて,介護老人保険施設の役割(医療と介護の連携)を担える施設創りを目指す

◆事例14-② こんなふうにすると,やることもイメージできる目標へ!

介護入所課は,

地域からのニーズを見据えて,介護老人保健施設の役割(医療と介護の連携)を担える施設創りを実現し,収益向上を図ります。

例えば…

▶ **断らない受け入れ体制の整備**

地域ニーズに対応できる知識と技術と体制を整備して"断らない老健"を目指す

▶ **地域に開かれた老健**

地域の医療機関・地域住民へ当老健の役割や機能を知ってもらうための交流・情報発信を強化する

▶ **在宅復帰支援の強化**

多職種協働により,一人ひとりの入所者に必要なリハビリを強化し,在宅復帰を促進する

▶ **学べる・働き続けられる・チャンスがある職場づくり**

「断らない受け入れ」「地域連携」「在宅復帰支援」を支える知識の習得と安心して仕事が続けられる職場風土づくり

6) BSC

(1) 戦略マップ

◆事例15 戦略マップ（事例15-①, ②）

こちらの戦略マップの修正ポイントは大きく3点です。

①戦略目標の視点

多様な勤務体制の導入は「学習と成長の視点の目標」としてとらえるのが適切です。

◆事例15-① 3つの修正ポイントがある戦略マップ

	質の高い看護の提供	専門性を発揮する	働きやすい職場環境づくり
財務の視点	健全な財務基盤の構築		
顧客の視点	安心な質の高い看護の提供	満足される看護の提供	笑顔と優しさのある看護サービスの提供
業務プロセスの視点	業務の標準化および効率化 / PNS®方式の導入	業務の標準化	多様な勤務体制の導入
学習と成長の視点	教育システムの構築	プロフェッショナル意識の向上と人材育成	WLBの推進

吹き出し：
- どんな看護が満足されるのか？ それを目標にした方がよい
- 学習と成長の視点の目標
- PNS®導入を戦略ととらえるのは適切ではない

◆事例15-② 修正ポイントを検証した戦略マップ

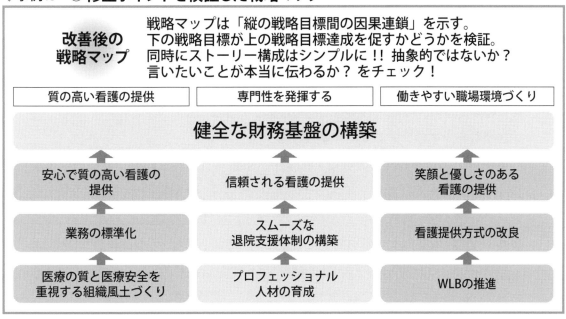

改善後の戦略マップ：戦略マップは「縦の戦略目標間の因果連鎖」を示す。下の戦略目標が上の戦略目標達成を促すかどうかを検証。同時にストーリー構成はシンプルに!! 抽象的ではないか？ 言いたいことが本当に伝わるか？ をチェック！

②どんな看護をするのかを分かりやすく

　「満足される看護の提供」の満足とは，患者の満足だと思います。必ずしも悪い目標表現ではありませんが，できれば，満足する看護とは何かをもう少し明確にしたいです。質の高い看護や満足度の向上などの表現として使いやすい一方，意味が不明瞭なままその言葉だけ一人歩きすることも多い言葉の代表例ですので，気をつけて使用しましょう。

③戦略目標としているけれどアクションプランではないか？

　「PNS®方式の導入」という業務プロセスの視点にある戦略目標は，戦略というよりも手段の一つとしてとらえた方がよいものです。

(2) 戦略テーマと目標

◆事例16, 17　戦略テーマと目標の表現について

①テーマはキャッチコピーではなく「意味」を重視

　戦略テーマは，戦略の柱の全体像を示すためのものです。戦略テーマによってその戦略のポイントが理解でき，その戦略テーマをどのような達成していくかというストーリーが，戦略マップで示す4つの視点の戦略の因果連鎖になります。

　事例16は，戦略テーマを分かりやすく表現したいと考えて設定したものです。戦略テーマの工夫をしている点はとてもよいのですが，果たして戦略ストーリーとテーマに違和感がないかどうかという点では少し修正が必要かもしれません。

　特に，「見える看護」という戦略テーマについていうと，「退院支援に関する知識向上⇒スムーズな退院システム⇒安心できる看護の提供⇒収益向上」というストーリーです。このテーマの意味するところは，「退院支援」になると思いますが，「見える看護」というテーマで退院支援がすぐにイメージできるのか，という点は再考した方がよいでしょう。戦略テーマには，間違いはありませんが，大切なのは，このテーマから全員で同じ理解ができることです。

②目標もテーマもシンプル＆言葉の吟味

　事例17では，一番右側の戦略テーマが「患者も看護師も安心できる職場環境づくり」となっています。ストーリーを見ていくと，「倫理的感性を高める＋カンファレンスの有効活用⇒ゆとりを生むための業務整理⇒患者を大切に思いやる看護の提供⇒収益向上への貢献」となっています。

　戦略策定者（目標設定者）の意図は何となく分かります。"スタッフのモチベーションを高められるような職場づくりをしたい，そうすれば，患者にももっと良

◆事例16 **テーマとストーリーに違和感はないか?!**

```
                            機会
   退院支援の強化        ①H26退院支援センター設置        戦略テーマを工夫している点は
                         ②退院支援NSの配置              とてもよいが,
                         ③前方・後方支援の強化           このテーマを見て,
     弱み                 ④他職種介入による退院指導       本当に意味が分かるか?
  ①心不全患者の再入院が多い                              戦略目標ごとのストーリーの
  ②心不全患者在院日数長期化      弱点支援・転換             タイトル(テーマ)として適切か?
  ③家族からの情報収集が困難    ①他職種との連携            マップのストーリーから
  ④医師との連携不足          ②退院支援の意識・知識向上     上のテーマが連想できる
```

	確かな看護	見える看護	力増す環境
	収益の向上（在院日数の短縮・稼働率アップ）		
	質の高い看護の提供	安心できる看護の提供	NS意欲向上
	他職種と連携	スムーズな退院システム	業務の効率化
	専門的知識習得	退院支援に関する知識向上	業務改善意識

退院支援の強化以外に,なぜこのような戦略テーマや戦略目標が示されるのかの理由が分からない。
⇒経営課題の全体像と優先度づけをするとよい。

いケアができる。そのためには忙しすぎる今の業務を何とか調整したいし……"というようなものではないかと思います。スタッフのことを思って，スタッフのことを重視した戦略テーマなのでしょう。しかし，これをよく見てみると，顧客の視点の目標には「患者を大切に思いやる看護の提供」とありますが，"患者を大切に思いやる看護をしましょう"というのは，気になります。それは，看護の大前提であり，そのことを戦略目標にするとは，今，どのような看護を行っているのかと逆に気になってしまいます。また，業務プロセスの視点の目標には，「ゆとりを生むための業務整理」とあります。本来目指していたのは，無駄な業務を圧縮したり，業務の効率化を図ることでより患者に良いサービス，と考えていたはずですが，これでは，業務の効率化よりも「ゆとりを生む」ことが重視されており，やはり誤解を与える可能性があります。

　このような表現になった最も大きな理由は，戦略テーマの設定にあります。このテーマの顧客はおそらく「看護職（スタッフ）」なのです。ですから，看護職を顧客とした戦略テーマにしてシンプルなストーリー展開に修正した方がよいです。

「キャリアアップ制度の構築＋WLB制度の構築⇒制度利用の推進⇒職務満足度の向上⇒収益向上への貢献」というようなストーリー展開にして，戦略テーマを「生き生き働ける職場づくり」とします。また，スコアカードには「制度利用の推進」の重要成功要因として「業務整理」を明記するとよいのではないかと思います。

◆**事例17 戦略テーマと目標を二次元展開法で解説**

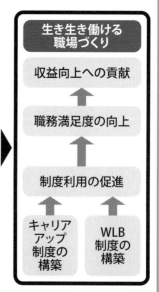

(3) スコアカード

◆事例18 あるある○○のないスコアカード

事例18のスコアカードにはアクションプランの記載がありません。これでは，スコアカードではありません。BSCのスコアカードの構成要素は，①戦略目標 ②重要成功要因 ③成果尺度 ⑤現状値 ⑥目標値 ⑦アクションプランですから，正しくこれらの事柄について記載することが大切です。

他にも，戦略マップに記載したからと，スコアカードの戦略目標自体を省略したものも見かけることがありますが，それもNGです。正しく記載するようにしましょう。

◆事例18 ○○の記載のないスコアカード —基本形で正しく使用しよう—

	戦略目標	重要成功要因	成果尺度	現状値	目標値	
財務の視点	健全な財務基盤の構築	入院患者の増加 時間外勤務の減少	病床利用率 時間外勤務時間	80% 2.5h/人/月	85% 2h/人/月	ア ク シ ョ ン プ ラ ン は ？
顧客の視点	安心な質の高い看護の提供	PNS導入による安全の確保	インシデント数	17件/年	10件/年	
業務プロセスの視点	業務の標準化および効率化 **PNS®の方式の導入**	PNS®の理解と認識 業務改善し水準の向上	**PNS®導入前後のスタッフの意識** 業務改善数		PNSの現状と課題が明確になる 1個/人	
学習と成長の視点	教育システムの構築	助産師ラダーと院内ラダーの活用	分娩介助評価表による他者評価 ラダーⅢ認定助産師数 院内ラダー認定数	1年でC評価 0人 院内 ラダーⅠ 3人 ラダーⅡ 1人 ラダーⅢ 3人	1年でB評価以上 5人	

スコアカードは，
　①戦略目標　②重要成功要因　③成果尺度　⑤現状値　⑥目標値　⑦アクションプランが必要。
　これをすべて示すことで，「横の目的手段関係」が分かる。
　アクションプランがないと，日々の業務との関連性が示せず，よく理解されないまま，ただ数値目標だけ見るようなことになる。
　ただ数値目標だけ見ていても，どこが目標達成に貢献したのか，あるいは何が未達成要因だったのかなどの評価もできなくなるので，アクションプランもきちんと明記する。

第5章

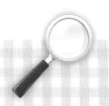

目標設定・戦略策定後の成果を導くマネジメントとプレゼンテーション

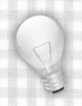

いよいよ実行！成果を導くマネジメントの実践

1）PDCAサイクルを回そう

　さて，ここまでさまざまなツール（道具）を活用して成功可能性の高い戦略や部署目標を立案してきたのは，組織（部門・部署）の成功のためです。ですから，戦略や部署目標は立案が最終目的ではなく，実行して結果を出していくことこそがマネジメントに求められることになります。

　意思決定のマネジメントを解説した中で，意思決定に見られる組織の病状を示しました（P.44参照）が，"決めたはず""決めっぱなし""決めすぎ"は，意思決定したことをどのように実行に落とし込むのかというマネジメントの方法によるところが大きいとされています（**図49**）。せっかく立案した計画のその後は，マネジメントの方法いかんで大きく変わってきます。

＊図49 決定したことを実行するマネジメントの注意点

	状況	それによる問題	原因	解決策の方針
意思決定者の傾向（組織の意思決定スタイルの傾向によるところ）が大きい	決められない	・優柔不断で行動が遅れる ・資源を消費し，他の意思決定ができなかったり遅れたりする（決められないことの副作用）	・何もしないことが心地よい ・確信が持てる選択肢がない ・どうせできない	・現状への不満足の明確化（危機の共有） ・実行への視点の転換（行動によって拓ける）
	決め急ぎ	・拙速	・準備不足 ・心理的なバイアス（成功法則への過信） ・早く決めて楽になりたい（「最新の経営手法」に飛びつく）	・準備をする（考えておく，考える） ・がまんする
決めたことをどのように実行に落とし込むのかというマネジメント方法によるところが大きい	決めたはず	・決定事項が実行されない ・実行されないまま忘れられていく	・決定の目的化 ・経営と現場の認識ギャップ・忙しい	・経営と現場のコミュニケーションによる優先順位付け
	決めっぱなし	・決めたことの評価／見直しの欠如 ・決定の自然死 ・組織として失敗の知識が蓄積されない	・測らない ・現場の状況がトップに伝わっていない	・結果を測る ・現場の状況をトップに伝える（経営と現場の正直なコミュニケーション）
	決めすぎ	・現場の疲労 ・実行力の弱体化（あきらめの増進） ・組織としてのノウハウを蓄積できない	・（個人的性格） ・成功体験 ・失敗体験	・結果を測る ・フィードバックを行う

清水勝彦：経営意思決定の原点，P.158，日経BP社，2008.より引用，改編

ここで，組織の三要素について理解しておきましょう。組織の三要素とは，「共通の目的」「協働意欲」「コミュニケーション」のことです（図50）。組織には，必ず何を目指すのか，何を実現するのかといった共通の目的が存在します。そして，その目的を達成しようという意欲のある人が存在します。その人々のベクトルを合わせていくためのコミュニケーションが不可欠なのです。この三要素は互いに関係し合うものであるとされています。組織に必要な共通の目的は，これまでのプロセスを経て作成してきた戦略であり，部署目標によって明確化できたはずです。ここから先は，協働意欲の促進に対して，その戦略や目標を組織内に周知し，実行を促進するための段取りを行うと共に，戦略や目標をテーマとしたコミュニケーションを促進させていくことがマネジメントに求められることとなります。

　では，実際にどのように展開するのかというところで，再び登場するのがPDCAサイクル（P.17参照）です。看護部・部署の戦略・目標・計画（＝問題解決策）は，PDCAサイクルのP（計画）に該当します。**立案した計画を実行していくことがD（実行），実行の結果の評価をすることがC（評価）**，その評価に基づいて計画の見直しや改善・修正を行うことがA（改善）となります。繰り返しになりますが，戦略や部署目標は，計画の立案だけではなく，きちんと実行し，実行した結果を把握し，その結果の評価に基づいて改善していくことが重要となります（図51）。このようにPDCAサイクルをきちんと回していくことこそが目標達成や継続的な改善につながるのです。

　ポイントをまとめたのが表9〜11です。

＊図50 組織成立の三要素とマネジメントの実際

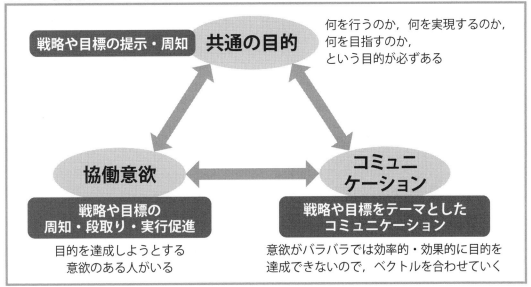

※図51 PDCAサイクルとマネジメント
（計画〈Plan〉・実行〈Do〉・評価〈Check〉・改善〈Action〉の順に実施しているマネジメントサイクルのこと）

看護部・部署のBSC（＝問題解決策）は，PDCAサイクルのP（計画）に該当。
立案した計画を実行していくことがD（実行），実行の結果の評価をすることがC（評価），
その評価に基づいて計画の見直しや改善・修正を行うことがA（改善）

解決策は計画の立案だけではなく，
きちんと実行し，
その評価に基づいて
改善していくことが重要。

こうしてPDCAサイクルを
きちんと実行していくことが
継続的な改善につながる。

- Plan 計画：目標（あるべき姿）を達成するための計画の立案
- Do 実行：立案した計画の実行
- Check 評価：実行の結果・成果の評価
- Action 改善：評価に基づいて計画の見直し・修正

※表9 目標値と現状値のギャップの把握

- 改善していくため（＝問題解決していくため）には，目標値（あるべき姿）と現状との間にあるギャップを常に明確にしておくことが大事。
- 目標に対して，現状値はどうかを毎月確認しておくこと。
  ✓ 年間で達成するもの　※年間入院患者数…6月であれば「年間達成値÷12×3」が6月の達成目標値
  ✓ 月ごとに判断していくべきもの　※月間入院患者数…目標値そのものが6月の達成目標値
- ⇒そして，目標と現状値の差の原因考察と次へのアクションへとつなげる

※表10 ギャップ考察

- 目標に対して順調に推移している要因，目標未達成している要因の両方。（ダメな時だけ考察するのではない）
- 目標に対して未達成の場合，それはなぜか？
  ① アクションプランが実行されていない⇒なぜできていない？
  ② アクションプランが実行されている⇒環境要因の大きな変動があったか？　戦略目標達成とアクションプランの関係性が薄い・ない？
- ⇒その上でどのように次のアクションへつなげるか

※表11 翌月への反映（次のアクションをどうするか）

- アクションプランが実行されていない理由を排除する
- 環境要因の大きな変動に対しては，アクションプランの追加や見直しも検討する
- 戦略目標とアクションプランの関係性が間違っていた・薄かったなどの場合にもアクションプランの追加や見直しも検討する
- ⇒そして，翌月の評価へとつなげていく

2) 立てた目標をどのように評価するか
―そのためにはきちんとした進捗管理が必要―

(1) 現状を正しく把握するモニタリングの実施

立案した戦略や目標などの計画は，PDCAサイクルをきちんと回して評価・改善につなげていかなければなりませんが，計画の評価を行うためには，実行管理・進捗管理ができていないと，正しい評価につなげることができません。したがって，立案した計画をどのように実行するのか，どこまで進捗しているのかをモニタリングしていく必要があります（図52）。

まずは，数値目標を設定したものについては，毎月タイムリーにモニタリングをしてくことがスタートになります（表12）。そのことによって，よりリアルに現状把握ができると共に，目標に対してどのような進捗なのかの評価につながる

＊図52 現状把握から進捗管理へ

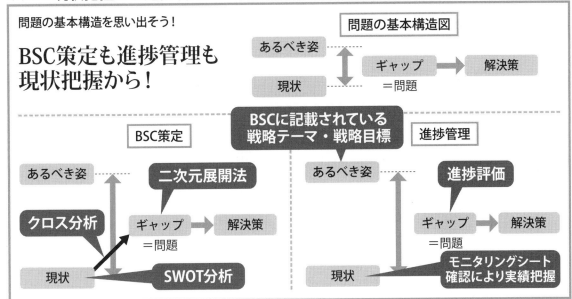

＊表12 数値モニタリング

数値モニタリングの意味
・毎月数値をモニタリングしている意味は，戦略目標の達成度合いの評価のため。 ・達成度合いを評価し，適時に適切な対策を講じていくことが必要（＝PDCAサイクルを回す）。 ・適時に対策を講じる（＝効率的）ためには，タイムリーな情報（数値）把握が必要。 ・適切な対策を講じる（＝効果的）には，正しい情報（数値）が必要。 　だから，成果尺度に挙げた数値は速やかに正しく把握することが大前提！ 　✓いつ数値を把握しているか？（月初に把握すべきもの・随時把握すべきものの整理） 　✓数値は毎月同じ条件ではいっているか？（計算式・把握方法の確認）

のです。そして，このタイムリーな現状把握によって，適切（効果的）かつ適時（効率的）な次の意思決定・対策を講じることにつなげられます。

　シートのスタイルに決まりはありませんが，数値だけより，目標と関連させて表示している方が，その数値の持つ意味が明確に理解されるのでお勧めです（**図53**－①②参照）。

　図53－③は，BSCを導入している病院のモニタリングシート例です。戦略の全体像とそれぞれの進捗状況が理解できます。そのモニタリングシートを見ながら，3カ月ごとを一つの目安として中間評価して次の3カ月の戦略実行の修正をしていくと，まさにこれがPDCAサイクルということになります。

　目標と数値を並列することで数値だけでなく，その数値の意味する「目標」が明確になります。

(2) アクションプランの管理―ガントチャートを活用しよう―

　前述のモニタリングシートは，その月の成果が数値として表現されていますが，これはその月だけの結果です。その結果に至ったには何か理由があるはずです。目標を達成した場合にもしなかった場合にも理由があります。

　目標が達成していない場合の理由の中には，"予定されていたアクションプランが実施されていなかった"が含まれます。ただ戦略や部署目標を提示しただけで，目標が達成されるほど甘いものではありません。管理者の目標達成に向けた積極的なアプローチがなければ良い成果は得られません。そこで，ただただ一生懸命やれと言うだけではなく，ここでも便利なツールを提示することでアクションプランの実行度を高める方法があります。それがガントチャートです。

　ガントチャートとは，プロジェクト管理や生産管理などで活用されることが多いツールです。横軸に時間，縦軸に作業項目というマトリックスで表すものです。複数のプロジェクトのスケジュールの全体像の把握，集中度合，各プロジェクトの関連などが把握しやすいものです（**図54**）。

　また各項目に予定と実施に入力欄を追加すれば，予定実績の管理にもつながり，予定していることが予定通りに実施されているのか，遅れているのか，予定より早く進んでいるのかといったことも把握しやすく，部署の管理でも実践的な活用ができるツールの1つです。

　さて，このガントチャートをより目標の進捗管理に適した形で応用したのが**図55**のシートです。「業務マニュアルを作成する」というようなアクションプランが部署目標の中にある場合，業務マニュアルをいつ・どのように・どれくらいの

※図53-① モニタリングシートの数値表示例

戦略テーマ		戦略目標	重要成功要因	成果尺度	現状値	目標値	担当委員会	4月	5月	6月	7月
質の高い急性期看護の提供	顧客の視点	質の高い手術看護の提供	●安全である	インシデントⅢb以上の件数	0件	0件	医療安全管理委員会	0	0	0	0
			●スムーズで快適な入院生活ができる	患者満足度	未実施	※		未実施	未実施	未実施	未実施
			●分かりやすい説明がある	クレーム数	10件	5件	医療安全管理委員会	6	4	未実施	未実施
	業務プロセスの視点	業務水準の向上	●手術室との連携強化	手術室研修実施率	未実施	100%		未実施	未実施	未実施	未実施
			●クリニカルパス運用促進と業務マニュアルの整備	クリニカルパス数	21個	24個		21	21	21	21
				業務マニュアル数	10個	30個		10	10	14	21
		医療安全体制の再構築	●看護記録の整備	看護計画立案数（監査結果）	未実施	100%	記録委員会	未実施	未実施	未実施	未実施
			●医療安全に関する報告の遵守	インシデントレポート数	9.7枚	20枚	医療安全管理委員会	35	21	15	14
	学習と成長の視点	急性期看護の知識と技術の習得	●知識技術の習得	病棟勉強会の開催数	0回	4回		0	0	0	0
			●患者サービス実践力の向上	クレーム検討会の開催数	0回	4回		0	0	0	0
		医療安全教育の強化	●医療安全知識の習得 ●医療安全意識の向上	研修参加率	75%	100%			89		

図53-②　モニタリングシートの要点確認例

戦略テーマ	戦略目標	重要成功要因	成果尺度	現状値	目標値	担当委員会	4月	5月	6月	7月	8月	9月	上半期
質の高い専門的看護の提供	質の高い専門的看護の提供【顧客の視点】	●患者数の増加	外来患者数（一般） 外来患者数（透析）	8,367人 5,649人	8,500人								
		●病床の有効活用 ●10対1看護の維持	病床利用率 病床回転率 平均在院日数（一般）	91.90% 2.1 15.5日	93.00% 2.3 15日								
		●生産性の向上	定着率 増床	88.40%	220								
		●安全で快適な入院・通院ができる ●分かりやすい説明がある	患者満足度 クレーム数（ご意見箱） クレーム数（窓口相談） クレーム数（HP）										
	業務水準の向上【業務プロセスの視点】	●ミスがない	インシデント報告件数 インシデント件数Ⅲb以上 インシデント件数0レベル	335件 2件 30件									
		●業務マニュアルの整備と遵守	クリニカルパス数 部署マニュアル整備数										
		●看護計画の整備	標準看護計画数										
	医療安全体制の再構築	●医療安全に関する報告の遵守	インシデントレポート数 3点認証実施率		100%	医療安全管理委員会							
	専門教育の強化【学習と成長の視点】	●専門医療・高度医療に対応できる能力の習得	研修実施率（新人） 研修実施率（中途） 研修実施率（一般）		100% 100% 100%	教育委員会							
		●看護研究の実施	院内研究発表会		H28年2月実施	部長室							
	医療安全教育の強化	●医療安全に関する知識の習得 ●医療安全意識の向上	医療安全研修参加率		100%								

重要成功要因測定するための尺度

戦略テーマ：収益向上への貢献／プロフェッショナルチーム力の向上／スムーズな入退院の強化

戦略目標：戦略目標を達成するための成功要因

毎月数値をモニタリングしている意味は、戦略目標の達成度合いの評価のため

図53-③ BSC導入のモニタリングシート例

テーマ戦略	戦略目標	重要成功要因	成果尺度	現状値	目標値	担当委員会	4月	5月	6月	7月	8月	上半期評価	9月	10月	11月	12月	1月	2月	3月	下半期評価	年間評価	備考欄
退院支援の強化／質の高い急性期看護の提供	質の高い専門的看護の提供／収益向上への貢献	●在院日数の短縮	●平均在院日数	10.4日	9日		9.7	10.8	9.8													
		●患者数の増加	●入院患者延べ数	1297人	1500人		1,313	1,422	1,436													
		●在院日数の短縮	●平均在院日数	10.4日	9日		9.7	10.8	9.8													
		●病床の有効活用	●退院支援加算患者数	0件	5件		0	3	3	1		5月21日より導入開始											
			●病床回転率	2.88	3		3.38	2.87	3.07														
		●生産性の向上	●病床利用率	84.90%	90%		79.6	83.4	87.1	(1)													
			●定着率	100%	100%		100	100	(1)														
	質の高い急性期看護の提供	●安全である	●インシデントⅢb以上の件数	0件	0件	医療安全管理委員会																
顧客の視点		●スムーズで快適な入院生活ができる	●患者満足度	未実施	※		未実施	未実施	未実施	未実施												
		●分かりやすい説明がある	●クレーム数	10件	5件	医療安全管理委員会	6	4														
業務プロセスの視点	業務水準の向上	●手術室との連携強化	●手術室研修実施率	100%	100%		未実施	未実施	未実施	未実施	計画書											
		●クリニカルパス運用促進と業務マニュアルの整備	●クリニカルパス数	21個	24個		21	21	21	21												
			●業務マニュアル数	10個	30個		10	10	14													
		●看護記録の整備	●看護計画立案率（監査結果）	未実施	100%	記録委員会	未実施	未実施	未実施	未実施												
	医療安全体制の再構築	●医療安全に関する報告の遵守	●インシデントレポート数	9.7枚	20枚	医療安全管理委員会	35	21	15	14												
学習と成長の視点	急性期看護の知識と技術の習得	●知識技術の習得	●病棟勉強会の開催数	0回	4回		0	0	0	0												
	医療安全教育の強化	●患者サービス実践力の向上	●クレーム検討会の開催数	0回	4回		0	0	0	0												
		●医療安全意識の向上	●研修参加率	75%	100%			89				45名中40名参加											
退院支援の強化	顧客の視点 安心な継続看護の提供	●不安なく退院できる	●退院指導実施率	不明	100%		3	3	3	3												
		●退院記録の充実	●退院指導パンフレット数	3個	9個																	
	業務プロセスの視点 タイムリーな情報共有	●退院調整カンファレンスの徹底	●カンファレンス開催率	未実施	100%		未実施	50（導入）	100	100		5月21日より導入開始										
		●院内の連携強化	●院内の退院前直接申し送り率	不明	100%		0	0	0	1	2	病棟にて申し送り実施										
			●院内他部署への紹介数	不明	5件		0	0	0	1	0	7月31日新規1件 8月6日継続1件										
	学習と成長の視点 退院支援に必要な知識の習得	●在宅医療・介護に関する理解	●研修会開催数	0件	3回		0	0	0	0	1	1回テーマ：リハビリ										
		●接遇の強化	●接遇研修参加率	0%	100%		0	0	0	0	100%											
		●情報の一元管理と共有	●夕のミーティング実施率	未実施	※	CS委員会	76.6（導入）	100	100	100		4月8日より導入開始										
プロフェッショナルチーム力の向上	顧客の視点 プロフェッショナルチームとしての成長	●患者さん・職員他部署からの評価の向上	●職員満足度	未実施	※		未実施	未実施	未実施	未実施												
		●一人ひとりのプロフェッショナルとしての成長	●個人目標達成率	不明	70%		34	35	29	42												
	業務プロセスの視点 チームを超えた連携の強化	●目標管理の徹底	●緊急入院受け入れ件数	42件	50件																	
			●目標面接実施率	―	100%		0	0														
		●協力体制の確立	●残業時間数	246時間	180時間		308.2	219.5／6.3	384.5／10.9	235／7.1												
	学習と成長の視点 メンバー意識の向上	●看護部・病棟の目標の理解と達成への努力	●個人目標設定率	―	100%		-4.5H	0	6人 13人／19人		100%											
			●個人面談実施率（目標設定時）								14人／36%											
		●職位・職種を超えたコミュニケーション向上 自己を高めるために自己研鑽に励む	●部署活動への参加率	不明	80%							8月19〜22日 ハンディターミナル説明										

図54 ガントチャートを進捗管理用にしたシート

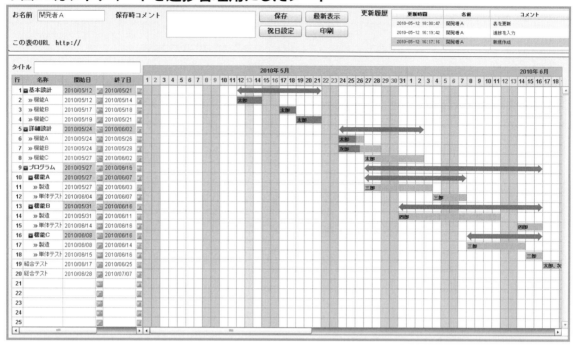

期間で進めていくのかを明確にしなければなりません。部署目標のシートや経営戦略に事細かく書き込む必要はありません（経営戦略や部署目標には"主要"なことを明確に書くだけでよい）が、その戦略なり部署目標を達成していくためには、実際にどのように行動していくのかの管理も重要になります。そこで、「業務マニュアルの作成」を例に作成したガントチャートです。予定通り進んだこと、進んでいないことが視覚的に分かります。また、ここでも、前述のモニタリングシートと同様に、その時、その時できちんと分析評価して進めていきます。**図55**では、最終的にはスタッフの進捗に対する意識が高まり予定通りに終了することができた例を示しています。このガントチャートを上手に活用した一例です。しかしながら、このシートを作成しても、都度評価せず（掲示しているだけ）、スタッフへの促しを怠れば、最終的には良い成果は得られません。便利なツールはあくまでも活用するものであり、そのツールを作って、良い成果を出していくのは管理者本人の実行力といえるでしょう。

　これらのツールをこのように活用して進捗をしっかり管理していくことには大きな意味があります。当然のことながら、目標を達成するためにさまざまなマネジメントを行っているわけですが、多くの管理者の方が、このようなシートが数字の把握を毎月きちんとするようになって「今まで漠然としていたけれど、このシートで毎月見てみると、感覚的だったものがもっと明確になった」「やっていることが数字になって表れてきているようで何か楽しい」と言われます。やはり、継

＊図55 ガントチャートを活用して予定と実績の進捗管理を！

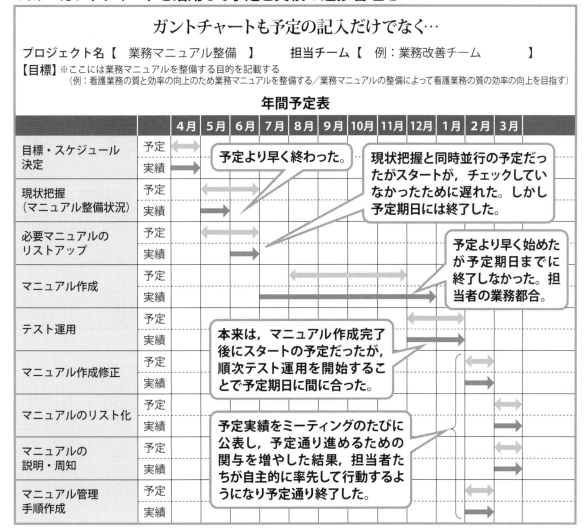

続的改善のための評価もスタートは"現状把握"なのです。**部署目標策定時にSWOT分析をすることだけが必要な現状分析（環境分析）ではありません。何かを改善したい（問題解決したい）という時には，現状分析（環境分析）がスタートであることは，部署目標設定時においてもその目標の評価においても変わりありません。**

(3) 評価のポイント

―目標達成度合いの評価と管理者との役割評価と区別すること―

部署目標などの評価のメインは，「目標達成度合い」です（**図56，表13**）。進捗評価の場面などでよく見られる光景として，「私が至らなかった」的な評価がありますが，そうではなく，あくまでも目標に対して実績がどのようになっているのかの実践を含めた結果をベースとした評価を心がけましょう。成功すると仮定したもの（戦略や部署目標）の結果（目標と実績の差異の測定結果），成功すると仮定したもの（戦略や部署目標）に記されているアクションプラン実践状況

* 図56 **評価のポイント**

目標達成度合いの「評価」	管理職としての「評価」
・「成功する」と仮定したものの結果を**測定**	・**管理職の役割**を果たしているかどうかが評価のポイント
・実践の**測定**	
・戦略内容の**検証**	

しっかり区別すること

* 表13 **"評価"を書く時のポイント**

- 「反省文」ではなく「評価」を書く。
- あくまでも，メインは，「**目標に対して実績がどうだったのか（＝結果）**」について。
- そのような結果に至った理由をどのように考えるか。
- できなかったことの反省ではない。**できたこともできなかったことも評価**が必要。
- **事実（結果）と考察を分ける。**
- 考察と感想を分ける。考察と反省を分ける。考察と意思表明を分ける。
- 書き終わったら，**読み返す**。よく分かる？　分かりやすい？　納得度高い？

※自分がすらすら説明できない・理解していない評価はNG！！

この繰り返しもまた，ロジカル・シンキング，事実の見極め，現状把握の訓練。訓練によって効果効率が向上します！
効果効率の向上とは，良いレポートが早く書けるということです。

（計画通りに実践されているか，実践量や速度についての結果），成功すると仮定したもの（戦略や部署目標）自体の検証ということになります。

　よく混同しがちな，前述の「私が至らなかった」的内容は，管理者としての評価として区別することが大切です。例えば，実践するはずだったアクションプランができなかった理由として，管理者としての関与が足りなかった，周知を十分に行わなかったなどがある場合には，目標達成しなかった理由は，アクションプランが実践されなかったことになります。では，なぜアクションプランが実践できなかったのかというと，管理者として部署の戦略推進の役割が取れなかったことを役割に対する評価として行うべきです。

プレゼンテーションと戦略的コミュニケーション

　ピーター・F・ドラッカーは，「キャリアの階段を1段上がった瞬間から，自分の考えを文書や口頭で伝える力があるかどうかで，あなたの実力は判断される」[18]と言っています。管理者にとって，自分の考えを文章で示したり言葉で話したりすることはとても大切なことです。

1) 良いプレゼンテーションの条件とは

(1) 最も重視すべきは「聞き手のニーズ」

　その際に，考えなければならないこと，準備すべきことなどをここでは述べたいと思います。部署目標の発表に限らず，何かを発表したり伝える際に，最も重視しなけばならないのは，「聞き手のニーズ」です。発表となると，とかく「何を話せばいいか」「何かを伝えたい」ということをスタートに考えがちですが，聞き手が何を求めているのかに沿うプレゼンテーションが，優れたプレゼンテーションといえるでしょう。ですから，プレゼンテーションの聞き手が経営層あるいは上司であれば，現場の動きを数値化した表現や現場の様子を経営の言葉で示す必要があります。逆に，現場のスタッフに対してプレゼンテーションを行うのであれば，ただ単に数値目標だけを伝えたり，病院あるいは部門の方針を数値化したものだけで話したり示すのではなく，日々の業務との関連性や看護実践に置き換えて伝える必要があります。管理者は，経営層が使う言葉，現場スタッフが使う言葉の両方を駆使する必要があるのです。

　プレゼンテーションを行う際には，まず，このことに重点を置き，自分が何を話したいかではなく，聞き手がどんなことを知りたいと考えていることに応えるようなものであること，聞き手がより深く理解するための方法論などを重視するとよいでしょう。

(2) 話したい・伝えたいという話し手の真剣さ・真摯さと十分な準備

　プレゼンテーションとは，何かを伝える目的があって行うものです。ですから，その目的を達成するために真剣に・真摯にプレゼンテーションを行う必要があります。真剣さ・真摯さとは何かといえば，このプレゼンテーションに対してどれだけ真剣に準備をしたかということになります。話す内容が頭に入っているのか，自分の言葉でしっかり伝えられるだけ伝えようとしていることの内容を自分自身が理解しているかどうか，聞き手の理解を促すための工夫をしたかどうか，そうしたことが話し手には求められます。また，自分が話すこと・伝えようとしていることを，まず自分自身が本当に信じ，伝えたいと本気で思っていることも重要です。

　時々，部署目標などの発表の際に，「分析した結果がこんなふうに出ました」という話し方で説明している光景や，そもそも発表者自身が，部署目標自体の理解がよくできていないために説明が分かりにくいものになっているような場面，書いたものばかり見ていて聞き手の表情も反応もまったく気にしていないような

プレゼンテーションに出くわすことがあります。さまざまに分析した結果，部署目標をこのように設定したのは他の誰でもない「自分」であること，分析方法や部署目標についての内容を正しく理解しておくことは良いプレゼンテーションには欠かせません。話し手には，真剣さ・真摯さ・十分な準備が必要とされます。

(3) 大型ルーキーを獲得したあるプロ野球球団の有名なプレゼンテーション

今，北海道日本ハムファイターズ（以下，ファイターズ）で大活躍している大谷翔平選手のことは皆さんご存じと思いますが，彼は，2013年のドラフトでファイターズから指名された時に，"入団する可能性はほぼ０％，MLB（メジャーリーグ・ベースボール）に行きます"宣言をしていました。しかし，その彼，今，ファイターズで投手と打者の二刀流選手として大活躍しています。実は，この大谷選手を獲得するに至ったファイターズのプレゼンテーション資料[19]がかなりの優れものなのです。絶対に入団しないと決めていた彼の心を動かしたプレゼンテーションとは何か──今回はそれをご紹介したいと思います。

さて，プレゼンテーションとは，情報伝達手段の一種で，聞き手に対して情報を提示し，理解・納得を得る行為のことを意味します。良いプレゼンテーションとは何かということをテーマとした書籍などはたくさんあり，ビジュアルで伝える，文字ばかりのパワーポイントはダメだなど，たくさんの方法論が書かれていたりします。実は，最も重要なプレゼンテーションの極意とは，「相手の聞きたいことを話すこと」であると言われています[20]。プレゼンテーションというと，「何を話したらよいだろう」と考えますが，その時には「自分の言いたいこと」ばかりにこだわりがちです。しかし，むしろ「相手の知りたいことをよく考える」ことの方を大事にするべきだということなのです。また，「聞き手のニーズに対して強い関心を持つこと」に加えて，「どうしてもその話をしたいという話し手の切実な理由」も欠かせません。この両方がないと，「聞きたい話は聞けなかったし，なんだか一生懸命さも感じられないし，今日は何を言われたのかさっぱり分からなかった」，熱い思いだけぶつけられてもやはり，「気持ちは分かったけれど，結局，何が言いたいのかは全く分からなかったねぇ」となります。ですから，当然のことながら，「信頼性を得られるような構成やシチュエーション」「素材を興味深く面白くする形式やアプローチ」を実現するスキルや能力も求められます。

つまり，良いプレゼンテーションとは，①話し手の深い思い入れや熱意があり，②聞き手のニーズに応えるための一貫した努力があり，③綿密な準備と練習を通じて磨かれた説得力のある根本的な内容があるものということになります。

＊ ＊ ＊ ＊ ＊

それでは，ファイターズのプレゼンテーション資料を見てみましょう！

まず，タイトルが，「大谷翔平君　夢への道しるべ」う〜ん，よく考えられたのだろうなぁ，と思います。「ファイターズ入団の勧め」や「ファイターズ球団とは」よりはるかに良い感じ。「あなたの夢のことを今から話しますよ」という印象を受けませんか？　言葉にこだわること，これが大事です。

そして，「アメリカに行く」と宣言していた大谷選手に，アメリカに行きたいのは，「ただアメリカに行ってパイオニアになりたいのではなく，MLBでトップ選手として長く活躍したいのだよね？」という確認をしています。この時点でファイターズと大谷選手は同じ目的について話をすることになったのです（**図57**）。これもとても大事です。これからの話が自分の目的に沿わない話なら，関心を持って真剣に聞くことができないからです。なお，ここで示されている**図57**は，多くの選択肢から最適なものを選ぶ（意思決定）際にも使用される手法です。使える場面がたくさんある便利な方法です。

そして，この後，夢の達成のために最適な方法を選択するために数々の客観的データが事実として示されていきます。例えば，**図58**を見ると，日本国内で実績がある選手の方が，実績なくMLBに行った選手よりも活躍の可能性が高いことが分かります。また，日本と韓国の比較も追加して，伝えたい内容を客観的

＊図57 プレゼンテーション目的の整理

北海道日本ハムファイターズホームページ：大谷選手との入団交渉時に提示した球団資料について，P.3.

(1)-1. 大谷君の希望　達成比較		
大谷君の希望	NPB	MLB
①MLBトップの実力をつけたい	△ FA取得までの拘束期間	△ メジャー昇格に一定期間必要，確率低い
②トップで長く活躍したい	△ FA取得までの拘束期間	△ マイナーリーグからの確率は低い
③パイオニアになりたい	—	△ あえて苦労に挑むパイオニア

＊「アメリカで野球をやりたい」ではない

NPB：日本野球機構
FA権：フリーエージェント権。いずれの球団とも選手契約を締結できる権利
マイナーリーグ：MLBの下部組織。いわゆる2軍

* **図58 客観的データの提示（野球の話）**

（2）-7　日本・韓国野球　メジャーにおける活躍状況まとめ					
	MLB挑戦者		MLB活躍			%
	国内プロ実績あり	国内プロ実績なし	△以下	○	◎	(○+◎)÷挑戦者全員
韓国 (1994～)	7人	48人	50人	2人	3人	9.1%
日本 (1995～)	42人	60人※	44人くらい	20人	9人	39.7%

$$\frac{\text{（日本）国内実績あり}}{\text{MLB活躍選手}} = \frac{\text{（日本）MLB活躍29人（○+◎）}}{\text{（日本）国内実績あり42人（○+◎）}} = 69.0\% \text{（◎のみ21.4\%）}$$

$$\frac{\text{（日韓）国内実績なし}}{\text{MLB活躍選手}} = \frac{\text{（韓国）MLB活躍5人＋（日本）マック鈴木1人}}{\text{（韓国）国内実績なし48人＋（日本）国内実績なし60人}} = 5.6\%$$

※MLB傘下の球団と契約したが公式戦出場なく退団した選手や，契約後にビザ取得できず渡米できなかった選手など，一部未確認の選手を含む

北海道日本ハムファイターズホームページ：大谷選手との入団交渉時に提示した球団資料について，P.11.

データで補強していることが分かります。イチロー選手が活躍しているのは，日本のプロとしての活躍があったらではないか？　もしイチロー選手が最初からMLBに行っていたら今のイチロー選手の活躍があったかどうか？　というような点でかなり心を動かされたと聞きました。

次に**図59**では，野球以外でも，最近は海外に進出選手がいますが，そのスポーツごとにメリット・デメリットを提示し，競技ごとに差があるが，若いうちに海外に出る効果があるのは育成環境が良い場合と言えそうだということを示しています。ここでもまた，分かりやすい図を示して，明確にここで伝えたいことを示しています。

そして，ファイターズは，「まずは国内で実力をつけてMLBに挑戦する方がメジャーで活躍するという君の夢の実現可能性が高い。それならばファイターズがベストである」というような結論を提示し，ご存じの通り，見事に大谷選手を獲得しました。ここでは一部しか紹介できませんでしたが，ぜひホームページにアクセスして全部のスライドを見てみてください。

* * * * *

ファイターズは大谷選手がMLBに挑戦することを真剣に応援するよ，というスタンスに立ちながらも，実力をつけて日本で活躍してから挑戦した方が成功の確率が高いんだよということが理解できる事実の提示を行い，それならば，ファ

＊図59 **客観的データの提示（海外進出の話）**

（3）－4．若年期海外進出理由の競技別適正				
	卓球	柔道	野球	＊モンゴル相撲
①海外の競技レベルの高い選手に囲まれ自然と成長	○	×	△ 日本以下もある	○
②海外コーチのほうが圧倒的に良い	○	×	× 育成知識豊富	○
③海外のほうが練習する環境が充実	○	×	× 物理的な差はない	○
④海外に出るための資金援助がある	○ 協会が支援	×	×	○ 高校／企業 相撲部屋預かり
若年期海外進出適正	○	×	×	○ 日本進出しかない

➡ 若年期海外進出の効果は競技ごとに差がある。
野球は国内育成環境高く，そもそもその必要性に乏しい。

北海道日本ハムファイターズホームページ：大谷選手との入団交渉時に提示した球団資料について，P.20.

イターズで力をつけようじゃないかという提案をしました。このプレゼンテーション資料から感じられるのは，本気で大谷選手を獲得したいという思いで，真摯に作成された資料だということ，真摯に資料を作成するためには相当な労力を要しただろうということです。そしてきっと，このプレゼンテーションで心が動いたということは，大谷選手の知りたいことに見事に応えた内容だったのでしょう。相手の立場を尊重し思いを大事にしつつも，自分たちの目的も果たすということが可能なのだということにとても感動したプレゼンテーションでした。

最後に，もう一度ピーター・F・ドラッカーの言葉[18]をお伝えしましょう。

> キャリアの階段を1段上がった瞬間から，自分の考えを文書や口頭で伝える力があるかどうかで，あなたの実力は判断される

説得力とは，拝み倒すことでも泣き落とすことでもなく……こうありたいですね。

2) 戦略的コミュニケーションの理解

コミュニケーションとは，2人以上の人間がお互いの意思を表明し合ってやりとりすることをいいますが，戦略的コミュニケーションとは，**コミュニケーションの目標をどうやって達成するか**を重視したコミュニケーションのことです。戦略的コミュニケーションに際して，明確にしなければならいのが，①目標（この

＊図60 戦略的コミュニケーション：どうやって目標を達成するか

①目標	このコミュニケーション行動の結果として起こってほしいことを具体的に表現する。
②聞き手	聞き手は誰なのか。聞き手のニーズは何か。説得する上での最大の障害は何か。
③状況	このコミュニケーションに影響を与える可能性のある文化や見えない要素は何か。
④話し手	聞き手は自分をどう見るか。自分はどのように信頼性を確立するのか。
⑤メッセージ	どんな形でメッセージを送るのか。どんな証拠・議論を展開するのか。
⑥戦略	どうやって目標を達成するのか。

＊図61 戦略的コミュニケーション：部署目標発表の場合

①目標	部署の目標をスタッフが共感し，自ら進んで実行するように伝えること。
②聞き手	聞き手はスタッフ⇒どうしてこの目標なのか？　私たちにどんな関係があるの？　何をすればよいの？　ということを知りたい・聞きたいという思いがある（だろう）。
③状況	少しフォーマルな雰囲気にしようか？　ラフな方がいいか？　どちらがよいだろうか。
④話し手	話し手として信頼に値するだけの「準備」を十分に行う。
⑤メッセージ	PPT使用。資料配付。資料の印刷方法どうしようか？　冊子にしようか？
⑥戦略	①～⑤についてを明確にしておき，意図的に戦略的に実践する。

コミュニケーション行動における目標），②聞き手，③状況，④話し手，⑤メッセージ，⑥戦略です（**図60**）。

　まさに，部署目標の発表などはこの戦略的コミュニケーションの最たるものですが，部署目標の発表を例にして具体的に考えてみましょう。

　目標がwhatだとすると，戦略はhow。部署目標発表というプレゼンテーション（コミュニケーション行動）の目的は，何か（what）を明確にして，どのように実践しようか（how）ということを明確にした上で準備を進めてみましょう（**図61**）。

部署目標発表の具体的方法

1）それぞれの説明資料の目的を理解する —資料作成編—

　SWOT分析は全体網羅・全体把握するためだから，分析結果も全体的な把握をしたいものです。できるだけ分割せずに全体像を表現した方がよいでしょう。**図62−①**のようにバラバラにするのではなく，全体像を見せるようにしましょう。これが，本来の道具の活用目的を理解した説明資料です。

＊図62-① **SWOT分析は全体を見せるのが大事**

SWOT分析

強み
① 専門・外科的処置の習得が可能
② 認定看護師が専門的活動を行える場がある
③ パス稼働率：約45%
④ 在院日数，7〜8日（病床稼働率，91.3%）

弱み
① スタッフ間の協力体制が弱い（PNS尺度測定結果から）
② 周術期が主となり，退院支援の知識・経験に弱い
③ 2〜3年目看護師：36%で，経験値が低い（業務量が多く，効果・効率的な対応・処理に欠ける）
④ 病床稼働に伴う時間外勤務超過の日常化

SWOT分析

機会
1. キャリア開発ラダーで能力開発・人材育成
2. 外来（応援）勤務（呼外）で継続看護を強化
3. 周術期を通し，関連部署との協働の機会
4. コメディカルと知識・技術面で協働の場

脅威
1）業務量の増大と時間外超過勤務の増大
2）即日入院，緊急手術患者の受け入れ
3）業務の繁雑性に伴った医療安全面でのリスク
4）WLBから逆行
5）接遇，学生側評価，監査各種面でマイナス評価

まとめて →

強み	弱み
機会	脅威

　同様に，クロス分析は内部環境と外部環境をクロスさせて経営課題を整理するものです。なぜこの経営課題が挙げられたのかの理由に相当する事柄がSWOT分析に記載されています。したがって，その関連性が見えないと本来の分かりやすさが失われてしまいます。分析で抽出された経営課題だけを示すのでは，経営課題を箇条書きで示すのと大差はありませんし，何よりどうしてこの経営課題が抽出されたのかが分かりません（**図62-②**）。

　紙面の都合などで全体表示ができない場合であれば，**図62-③**のように強み×機会から挙げられた経営課題，強み×脅威から挙げられた経営課題というようにそれぞれを示すような工夫をして理解を促すようにしましょう。このようにすることで，それぞれの経営課題の理由が分かりますし，そのことでより理解が深められるはずです。ただ単に資料にするのではなく，ここでもまた，ツールの特性や機能を理解した上で，その特性や機能を損なうことのない説明資料の作成を心がけましょう。

* 図62-② **クロス分析はSWOT分析と同時に見せることが大切**

SWOT／クロス分析	
積極的攻勢	差別化戦略
・専門性（周術期・がん看護）の高い看護の提供 ・キャリア開発支援，看護の振り返りの推進 ・看護実践力の向上（乳がん看護・感染看護） ・入院（前方）・退院（後方）支援活動の充実 ・連携の強化（関連部署とのカンファレンスや勉強会の実施）	・病棟—外来一元化の利点を活用し，患者サービスの充実 ・確実なWチェックで安全確認 ・声がけやリーダーシップ発揮で協力体制の強化 ・若さと笑顔で患者の回復意欲を高める
弱点克服・転換	業務改善または撤退
・チーム内での補完・サポート体制の強化 ・部署間の協力体制の強化と継続 ・認定看護師，専門看護師，他部署との連携強化と協働 ・病棟スタッフの意識の改善，仕事への意識・意欲の向上を図る ・前向き発言や声がけで業務処理力を高める	・看護部とのタイムリーなマンパワー調整 ・業務整理・改善で看護師本来の業務に専念（補助者の活用） ・退院支援の取り組み体制の強化 （患者：不安なく退院できる） ・丁寧で分かりやすい説明や患者対応

2）それぞれの説明資料の目的を理解する—説明編—

　部署目標を設定するために行った各種のフレームワークには，それぞれの目的がありました。部門戦略や部署目標の発表は，まさにこのプロセスの説明ともいえます。したがって，それぞれのツールの目的を意識しながら，説明を行うことが大切です。

(1) 現状説明（SWOT分析）

　SWOT分析やSWOT／クロス分析，二次元展開法などのツールを用いて部署目標を設定している場合は，発表時にもこれらのツールを有効活用しましょう。まずは，現状を聞き手と共有するために，SWOT／クロス分析表のSWOT分析に該当する部分の説明を行います。SWOT分析について説明するということは部署の現状説明を行うことと同じ意味です。

　図63のようにSWOT／クロス分析表を提示しますが，ここで，このSWOT／クロス分析表すべてを読み上げる必要はありません。なぜなら，この分析表に現状の主要なことが網羅されており，聞き手はこの資料を見ながら，話し手の話を聞いているからです。ですから，**現状（SWOT分析）については，SWOT／クロス分析表を明示しながら，強み・弱み・機会・脅威の主要なこと・大事なこと・強調したい点だけを簡潔に説明**してください。

※図62-③ **クロス分析（紙面が足りない時の工夫）**

> クロス分析は，SWOT分析の内部要因と外部要因をクロスさせて，今後の方向性や経営課題を整理するもの。
> したがって，**クロスしていることが明記されないと分かりにくい。**
> （経営課題が出てきた理由が分かりにくくなる＝スムーズに伝わらない＝理解がよくできない）
> **紙面等の都合により全体表示できない場合には，下記のように，示すことでも内部×外部が分かりやすくなる。**

	脅威　外部環境要因
	T1　ハイリスク妊婦が増加している
	T2　近隣に産科のある医療機関が多い
	T3　患者のニーズの多様化で求められる能力が多岐にわたる
	T4　院内の母乳に対する意識が低い
	T5　看護大学・看護学校が多い

強み	
S1　助産師が多い	
S2　母乳外来があり退院後も継続支援している	・母乳育児に関する正しい知識と対応について院内への啓蒙を推進
S3　スタッフ母乳育児支援のための能力が高い（研修受講）	・ラダーⅢ認定助産師をアピールし分娩数増加につなげる
S4　新生児救急蘇生は全員Bコース以上	・学生の教育を積極的に行い，当院の看護師，助産師確保につなげていく
S5　助産師ラダーⅢ受講予定者が9人	
S6　学生の実習を受け入れている	

内部環境要因

※図63 SWOT／クロス分析の説明のポイント

看護部の SWOT／クロス分析		外部環境分析	
		（3）機会（Opportunity）	（4）脅威（Threat）
		①病院の認知度が高い。 ②がん診療連携拠点病院である。 ③7対1をとっている。 ④手術件数が多く重症度の高い患者が多い。 ⑤病院の立地が良い。 ⑥地域の高齢化が進んでいる。 ⑦地域に医療機関が多い。	①医師の確保が大学医局に依存している。 ②高度救命救急センターがあるが麻酔科不足により三次救急に対応できない状況が発生している。 ③病院の収支が赤字である。 ④入院・外来ともに患者数が減少傾向にある。 ⑤患者・家族からの要求が高くなってきている。 ⑥入院患者が急速に高齢化している。 ⑦地域の人口が減少傾向にある。 ⑧入退院がスムーズに進んでいない。 ⑨看護師に求められる能力が多岐にわたるようになってきた。 ⑩医療機関における慢性的な看護師不足が継続している。
内部環境分析	（1）強み（Strength）	機会に対して強みを活用する	脅威に際して，強みで差をつける
	①複数の認定・専門看護師がいる。 ②看護補助者がいる。 ③教育体制は充実している。 ④学生の実習を積極的に受け入れている。 ⑤学習に対する意欲は高いスタッフが多い。	◆がん診療をはじめとする高度急性期医療に対応できる専門性の高い看護の提供を推進する。	◆看護部の教育体制・研修プログラムの良さを看護学生・現職看護師に対して積極的に告知し，看護師の採用・確保につなげていく。 ◆看護補助者の積極的活用により，より良い看護の提供環境を整備する。 ◆看護補助者の教育を強化し，患者サービスの向上を図る。 ◆学生から人気のある実習先として認知されるよう，積極的に看護学生に対して教育的かかわりを持つことを推進していく。
	（2）弱み（Weakness）	弱みを補強して機会をとらえる	脅威が弱みに結びつくリスクを避ける
	①退院支援に関する知識が十分にない。 ②高齢者の転倒・転落事故とが増えている。 ③クレームが増加している。 ④院内の他部署との関係性がよくない。 ⑤研修参加を負担に感じるスタッフが少なくない。 ⑥目標に対する意識にバラつきがある。	◆全職員にとって利便性の高い教育・研修方法を構築する。 ◆高齢社会における高度急性期看護に対応できる人材を育成する。 ◆院内連携・他部署との関係性を改善・強化していく。	◆退院支援に関する知識と意識の強化 ◆病院方針・看護部方針・目標など，組織の経営に対する関心・意識を高く持つことのできる看護部の組織風土を醸成していく。 ◆事故防止対策・クレーム対策党，問題の早期発生とその対応方法について対策を講じる。

> SWOT／クロス分析…
> ここを見れば，看護部の様子＝現状（部署の様子＝現状）が分かる。
> そして，そのような現状からどのようなことに取り組んだらよいかの方向性が分かる。
> よって，看護部（部署）の様子を説明するための資料，取り組んでいくことの概要を示すものとして活用する。
> 読み上げることに意味はない。
> なぜなら，このスライド（資料）を見ながら話を聞いているので，そのことを十分考えた説明にすることが重要。
> 大事なのは，要点を明確に示すこと。

(2) 経営課題（SWOT／クロス分析）

　次に，この先の方向性・経営課題となる事柄についての説明に移ります。聞き手にはこのままSWOT／クロス分析を見てもらいながら，説明を続けます。クロス分析は，内部環境と外部環境をクロスさせて，この先の方向性や課題を抽出・整理するためのものでした。ですから，聞き手の理解を促すためには，説明方法も同じように，強みと機会から積極的攻勢として挙げられる課題は，①……，②……となります。強みと脅威から差別化戦略として挙げられる課題は，①……，②……となります。さらに，弱みと機会から段階的施策として挙げられる課題は，①……，②……となり，最後に弱みと脅威からリスク回避策として挙げられる課題は，①……，②……となります。というような説明方法で経営課題を説明するとよいでしょう。時々，聞き手の反応を見ながら，分からないような雰囲気が感じられたら，例えば，「積極的攻勢に挙げた①の経営課題は，強みの①③と機会の②③⑤とから，このような必要性があると考えました」というように，逆に，それぞれの経営課題の理由としてSWOT分析に記載されている現状を示す方法もあります（**図63**）。

(3) 二次元展開法

　次は，二次元展開法の説明です。ここでは，SWOT／クロス分析で挙げられた複数の経営課題の優先度について説明を行います。こちらの資料も提示することで視覚的に経営課題の全体的な位置づけを把握することができます。したがって，すべての経営課題を読み上げることには意味がありません（これはSWOT／クロス分析の説明時に終了しています）。

　ですから，優先度の高い経営課題とは何かを示しながら明確に説明をしましょう（**図64**）。時に経営課題がたくさんあり，グルーピングしているような場合には，ここでその説明も行います。例えば，「たくさんある経営課題を意味でまとめてみていくと，優先度の高い経営課題は，"チーム力強化""退院支援の強化""質の高い専門的看護実践"などに集約されます」というような説明を行うとよいでしょう。

(4) 戦略・目標の提示

　さて，ここまでがある程度一般的な統一された説明の流れになります。ここからは，いよいよ戦略目標あるいは部署目標そのものの説明に入ります。戦略あるいは目標の表現方法には決まりはありませんが，形式やフォームは自由であっても，「誰もが共通理解できるようなもの」であることは必要ですので，分かりや

＊図64 二次元展開法の説明のポイント

縦軸：緊急度／横軸：重要度

サービス向上のための教育
- 全職員にとって利便性の高い教育・研修方法を構築する。
- 高齢社会における高度急性期看護に対応できる人材を育成する。
- 学生から人気のある実習先として認知されるよう，積極的に看護学生に対して教育的かかわりを持つことを推進していく。

退院支援の強化
- 退院支援に関する知識と意識の強化
- 看護補助者の教育を強化し，患者サービスの向上を図る。
- 看護補助者の積極的活用により，より良い看護の提供環境を整備する。
- 院内連携・他部署との関係性を改善・強化していく。
- 事故防止対策・クレーム対策等，問題の早期発生とその対応方法について対策を講じる。

チーム力の強化
- 病院方針・看護部方針・目標など，組織の経営に対する関心・意識を高く持つことのできる看護部の組織風土を醸成していく。

高度急性期看護
- がん診療をはじめとする高度急性期医療に対応できる専門性の高い看護の提供を推進する。

看護師確保
- 看護部の教育体制・研修プログラムの良さを看護学生・現職看護師に対して積極的に告知し，看護師の採用・確保につなげていく。

二次元展開法…
ここでは，全体の課題の中で戦略目標として取り上げたものの位置づけを知らせたい。したがって，全部読み上げる意味はない。
（聞き手はこのスライド・資料を見ているので分かる）
重要なものをきちんと明確にして，理解を深めてもらうことが重要。

すい言葉や表現方法を吟味しましょう。

　ここでは，BSCによる戦略（目標）提示の方法と何も定型的なツールを使用しない目標提示の方法を述べます。

①BSCの場合

a）戦略マップ

　BSCによって部署目標あるいは戦略提示をする際には，まず最初に戦略マップの説明を行います。この戦略マップには，「組織（部署・部門）の全体的な方向性・主要な戦略の概要を示す」「4つの視点の戦略目標間の因果関係を示す」「戦略のストーリーを示す」というような目的があります。

　ですから，その目的に沿って，戦略テーマごとに，下から上へ説明を行います。**図65**の戦略マップの場合には，左の戦略テーマから，「まず最初に高度急性期看護の提供という戦略テーマについて説明します。専門知識の習得と専門人材の育成を進め，チーム医療体制の構築を行います。そのことによって患者さんに高度

*図65 戦略マップ説明のポイント

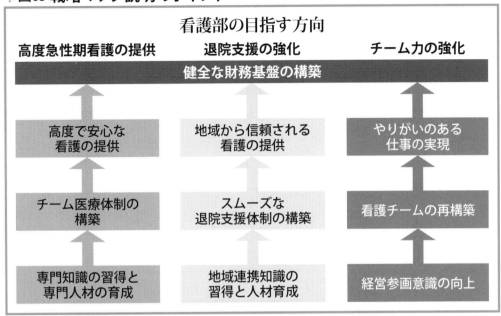

で安心な看護を提供し，健全な財務基盤の構築を実現するというのがこのテーマの戦略のストーリーです」。「次に，退院支援の強化という戦略テーマについて説明します。地域連携に必要な知識を習得し，必要人材の育成をし，スムーズな退院支援体制というものをしっかりと構築していきたいと思います。そのことによって，地域の医療機関や介護施設，在宅サービスなどから信頼される看護の提供をし，健全な財務基盤の構築を実現します」というようにすべての戦略テーマについて戦略テーマごとに，下の目標が上の目標を促すということを強調しながら説明すると分かりやすく理解促されます。

b）スコアカード

続いて，スコアカードの説明に移ります。ここでは紙面の都合から，**図65**の戦略マップの一番右側の戦略テーマ「チーム力の強化」というスコアカード（**図66**）の説明方法について具体的に説明します。戦略マップでは戦略の全体像が分かりましたか，聞き手であるスタッフはまだ漠然としているはずです。なぜなら，自分たちの日常業務とどのような関係があるのか，自分は何をすればよいのかがまだピンと来ないからです。ですから，このスコアカードを説明することによって，戦略目標とアクションプランの関連性，目標や評価はどうするのかといった問いに答えていくのです。

スコアカードは前に示した戦略マップの戦略テーマごとに1枚ずつあります。ですから，この事例の場合には，3枚のスコアカードがあるわけです。3枚スコアカードがある場合には，1枚ずつ同じパターンで説明をしていきます。

スコアカードは，下から上へかつ横展開，つまり，学習と成長の視点の目標を戦略目標⇒重要成功要因⇒成果尺度⇒現在値⇒目標値⇒アクションプランの順に左から右へ説明し，次に業務プロセスの視点の目標を戦略目標⇒重要成功要因⇒成果尺度⇒現在値⇒目標値⇒アクションプランの順に左から右へ説明し，顧客の視点の目標を戦略目標⇒重要成功要因⇒成果尺度⇒現在値⇒目標値⇒アクションプランの順に左から右へ説明し，最後に財務の視点の目標を戦略目標⇒重要成功要因⇒成果尺度⇒現在地⇒目標値というように説明していきます。この方法で一貫して説明していくことが聞き手の理解を最も促します（**図66**）。

＊図66 スコアカードの説明ポイント

	戦略目標	重要成功要因	成果尺度	現在値	目標値	アクションプラン
			チーム力の強化			
財務の視点	健全な財務基盤の構築	生産性の向上	時間外勤務数			
顧客の視点	やりがいのある仕事の実現	仕事に対する意欲の向上 病院への帰属意識の向上	個人目標達成率 離職率			・目標設定時の合意・ゴール設定の明確化 ・目標達成ができるよう年2回目標面接を実施し，達成困難な事柄対してサポートを強化する ・部署目標・チーム目標の進捗については各部署で共有し，改善策を全員で協議する場を設定する ・「サポートセンター」の活動内容や利用方法の周知 ・育休中職員の定期的懇談会を開催する ・同期同士の交流の場の設定をする
業務プロセスの視点	看護チームの再構築	協働・仲間意識を感じられるチームづくり（承認・表彰制度の構築） 看護提供方式の見直し	Thank youカード数 看護方式検討委員会実施数			・認め合い活動の推進（Thank youカードの掲示など） ・看護の喜びを共有できるような取り組みを推進する ・看護方式検討員会を設置し，PNS®を実施している病院の視察と検討を行う
学習と成長の視点	経営参画意識の向上	看護部の目標共有 コスト意識の向上 リーダー人材の育成	理念理解度 マネジメント研修参加率 リーダークラス人材数			・理念・目標の掲示をし，名札の裏に掲載して毎日必ず目を通す ・朝礼やミーティング時に理念・目標を唱和する マネジメントに関する研修を計画的に実施する（コスト・診療報酬・ワークライフバランスなど） ・病院が実施している福利厚生制度・ワークライフバランス策等についてはパンフレットを使用して丁寧に全職員に説明を行う ・管理者・リーダー育成プログラム作成委員会を設置して3月までに完成し次年度より運用できるようにする

②非定型的な目標提示の場合

　BSCを使用していない場合は，SWOT分析で現状を，クロス分析で経営課題を，二次元展開法で経営課題の優先度を説明（ここまでは同じです）した後，自由な形，あるいは，それぞれの組織で使用している用紙などによって，部門・部署目標として最後にまとめの説明を行うことになります。

　重要なのは，最後のまとめともいえる「部門・部署目標」とここまで説明してきたことに整合性があるかどうかということです。現状分析（環境分析）から始まり経営課題の優先度づけまで，明確にしてきたことの結果としての目標になっているかどうかということです。ここで，整合性がとれないまとめになっていると，聞き手は理解ができなくなったり，納得感が薄くなったりしてしまいます。

　同時に，ただの抽象的な表現だけで目標を伝えるのではなく，日々の業務との関連性が理解できるような工夫をすべきです。そのためには，目標として適切な言葉といえるか，本当に伝えたいことが伝わる言葉によって表現しているかどうかを確認しながら，言葉の吟味を十分に行う必要があります。その上で，いくつかの目標を達成するために，どのようなことを実践していくのか，どのような能力を獲得していくのかといった戦術（方法論）の主要なポイントも伝えるとよいでしょう。

　具体的に，いつ・何を・誰が・どのように行うのかといったことは，別途年間計画表やガントチャートなので詳細説明を行えばよいので，ここでは，大きな部署の方向性とそのために行うべき主要なアクションプランについて説明ができればOKです。

　では，実際に，医療連携室の目標例（**図67**）で説明してみましょう。

＊図67 日々の実際と連動した経営目標（医療連携室）

目標

1．地域住民のニーズに応じた専門的医療の提供
- 院内連携体制を整備しスムーズな対応を実現する

2．地域医療機関から信頼される医療の提供
- "顔の見える連携"をモットーに地域医療機関への訪問を徹底する
- 当院の機能や役割について理解を促すための方策を強化する

これらの目標を達成するために…

◆情報管理体制の再構築：必要データの一元管理と随時更新の徹底
◆情報提供媒体の整備：ホームページ・パンフレットなどの見直しと活用
◆業務改善：スムーズな対応を行うためのマニュアル整備
◆人材育成：知識・経験の確実な習得ができる人材育成体制の整備

医療連携室の目標説明方法

　医療連携室の目標は大きく2つです。1つ目は，「地域住民のニーズに応じた専門的医療の提供」です。具体的には院内連携体制をもっと整備をし，患者さんにスムーズな対応を行うことを目指していこうというものです。2つ目は，「地域医療機関から信頼される医療の提供」です。顔の見える連携をモットーとして地域の医療機関・介護施設・在宅サービス機関などさまざまな地域機関へ積極的に出向き，当院の役割や機能について説明をしていくことで，地域の各機関からの信頼性をもっと高めていこうということです。

　これら大きく2つの目標を達成するために，情報管理体制の再構築，情報提供媒体の整備，業務改善，人材育成を推進していきます。具体的な計画や役割分担などは近日中に再度ミーティングにおいて発表します。

　医療連携室は，患者からの信頼と共に，地域の医療機関や介護サービス事業所からの信頼を獲得することも重要です。そのような役割を担う医療連携室の役割は病院にとってもこれからますます重要な意味を持ちます。私たち一人ひとりもそのことをしっかり心にとめて日々の業務を行っていきましょう。

　自由な形での目標提示であっても，部署の大きな方向性や目標と日々の業務との連動性がイメージできるようなものである必要はあります。伝えたいことがきちんと伝わるような準備はこの場合にも大切です。しっかりと言葉を吟味し，事前準備を十分した上で，自分のプレゼンテーションに自信を持って臨めるようにしましょう。

おわりに

「マネジメント」という言葉が看護の話の中に登場するようになったのは，15年ほど前からでしょうか。今や，当たり前に使われる言葉も当初は，「看護にマネジメント？！」と違和感を持ったこともあったと思います。

では，なぜ，このマネジメントが当たり前のこととして受け入れられるようになったのか――それは，医療看護を取り巻く環境が変わったことが理由です。院内だけの変化ではありません。日々生活している身の周りを見てみましょう。10年前，いえ1年前と比べても変化を感じるような事柄が私たちの身の周りにはたくさんあるはずです。私たちはさまざまな変化の中で生活しています。何か変化があればその変化に対応して新たな対策が必要になったり，ちょっとした変化によって複数の物事への対処の仕方が変わったりします。

生物学者のチャールズ・ダーウィンは，「生き残るのは強いものでも賢いものでもなく環境に適応できたものである」と述べています。これは，組織も人も同じ。マネジメントで最初に考えなればならないのは，「今，どのような環境の中で看護をしているのか」「看護を取り巻く環境はどうなっているのか」です。

この原稿を書いている今，ラグビーワールドカップで，日本は実に24年ぶりに勝利をしました。それもラグビー王者ともいえる南アフリカに，です。世界中に驚きのニュースとして駆け巡り，BSでしか放送されていなかったラグビーの試合が急遽民放で放送されるようになり，有名選手のポーズを皆が真似して，ラグビーへの注目度が一気に上がりました。ここまでわずか2週間程度です。わが家では長男が中学・高校でラグビーをやっていたことで私にもにわか仕込みの審判レベルのルール知識があり，私も試合中は熱く，日本びいきの審判をしながら応援しました。

常々，ラグビーの持つ，チームのために一人ひとりがそれぞれの役割を果たす＝One for All, All for Oneの精神は組織運営にも通ずるところがあると思っていましたが，今回のワールドカップの試合を見ていて再確認しました。そして，こうした成功を結果として出したことによって，ラグビーがメジャー

になり競技人口も増えるという良いスパイラルを生み出していきます。ここも組織と同じです。負け癖やどうせやっても無駄という決めつけから脱却して，「勝つための戦略」を「実行する」こと，しかも，「本気で成功させる気持ち」で全員参加で行うことが大事なのではないでしょうか。それが，看護師をたくさん集め，そして，定着させ，患者さんへのサービスをさらに良いものにしようという雰囲気を生み，患者さんからの評価を得て，組織を発展させることへとつながるはずです。

　試合に勝った理由をある選手はこう述べました。

　「準備です。この試合のためにより準備を行った方が勝つのだと思います。奇跡ではありません」と。"自分たちは十分に準備してきたのだ"という自分たちを信じる力が勝利をつかんだ最も大きな鍵でしょう。体の小さい日本が勝った，これまで負け続けていた日本が勝った―。やっぱり，チャールズ・ダーウィンの「生き残るのは強いものでも賢いものでもなく環境に適応できたものである」は正しい！

　本書では，そのためのマネジメントのスタートでもある，まさに環境をよく見る＝現状分析から，その分析を基に戦略的に対応していくための方法論をまとめています。日々，現場で発生することの多くは"複雑"ですが，いかに"シンプルに"できるかは，単なる努力ではなく，上手にロジカル・シンキングする方法を身に付けることが鍵になります。苦手意識は捨てて，スマートに看護管理を！　の第一歩を踏み出しましょう。

　最後に，多くの有益な情報提供とご協力をいただいた石川県立中央病院看護部の皆様，社会医療法人財団松原愛育会松原病院の皆様，公益財団法人ときわ会常磐病院看護部の皆様には心より感謝申し上げます。また，本書をまとめるにあたりご尽力いただいた日総研出版の渡辺将義さんにも深謝いたします。同じ北海道出身者としては，たまに電話で聞く北海道弁が楽しかったです。そして，皆様，これからもよろしくお願いいたします。

　　　2015年11月

　　　　　　　　　　　　　　　　　　　　　　　　　　深澤優子

引用・参考文献

1) 新将命:経営の教科書, 第5版, P.6, ダイヤモンド社, 2009.
2) 片山寛和:管理者の役割, 第3版, P.19, 産労総合研究所出版部経営書院, 2007.
3) 日本総合研究所経営戦略研究会:経営戦略の基本, P.14, 日本実業出版社, 2008.
4) 瀧本哲史:武器としての交渉思考, P.71～74, 講談社, 2012.
5) 深澤優子:未来・将来の最適化に向けた意思決定のヒント, 看護, Vol.63, No.1, P.48～52, 2011.
6) 田坂広志:意思決定12の心得, P.22, PHP研究所, 2003.
7) 清水勝彦:経営意思決定の原点, P.3, 日経BP社, 2008.
8) 中島一:意思決定入門, 第2版, P.42～48, 日本経済新聞出版社, 2009.
9) 本田直之:意思決定力, P.28, ダイヤモンド社, 2009.
10) 齋藤嘉則:問題解決プロフェッショナル「思考と技術」, P.20, 39, ダイヤモンド社, 2009.
11) 前掲7), P.19～21.
12) 北岡元:仕事に役立つインテリジェンス, P.19, PHP新書, 2008.
13) 前掲8), P.24.
14) 前掲10), P.23～50.
15) 手塚貞治:戦略フレームワークの思考法, P.30, 日本実業出版社, 2008.
16) 岩崎夏海:もし高校野球の女子マネージャーがドラッカーの『マネジメント』を読んだら, ダイヤモンド社, 2011.
17) 高橋淑郎編:医療バランスト・スコアカード研究(実務編), 生産性出版, 2015.
18) リサ・A.シスコ著, 堂田和美訳:書く, 話す, 見せるテクニック, P.162, ファーストプレス, 2007.
19) 北海道日本ハムファイターズホームページ:大谷選手との入団交渉時に提示した球団資料について, P.3, 11, 20. http://www.fighters.co.jp/news/detail/3251.html
20) 前掲18), P.130～138.
21) 月刊ナースマネジャー, Vol.17, No.4, P.56～57, 2015.
22) 月刊ナースマネジャー, Vol.14, No.6, P.58～64, 2012.
23) 深澤優子:連載 深澤優子のココだけの話「第3回 ラグビー部でお菓子をつくるの巻」, 臨牀看護, Vol.38, No.8, 2012.
24) 月刊ナースマネジャー, Vol.17, No.1, P.67～69, 2015.
25) 前掲2), P.19.
26) 前掲3), P.14.
27) 前掲3), P.18.
28) 前掲8), P.43.
29) 前掲8), P.63.
30) 山崎将志:ロジカル・シンキングの道具箱, P.19, 日本実業出版社, 2009.
31) 照屋華子, 岡田恵子:ロジカル・シンキング, P.124～125, 東洋経済新報社, 2009.
32) 前掲10), P.20.
33) 前掲10), P.39.
34) 前掲10), P.192.
35) 前掲7), P.59～60.
36) 前掲12), P.19.
37) 菅澤喜男(日本コンペティティブ・インテリジェンス学会長):日本経済大学大学院開学記念講演資料.
38) 前掲8), P.24.
39) 前掲7), P.158.
40) 前掲15), P.30.
41) 前掲3), P.27.
42) 前掲10), P.86.
43) 日本医療バランスト・スコアカード研究学会資料
44) 前掲7), P.158.

著者プロフィール

深澤優子

R&D Nursing ヘルスケア・マネジメント研究所 代表
医療法人社団直和会・社会医療法人社団正志会 本部
採用育成担当部長・看護アドバイザー
看護師／MBA

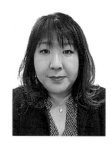

弘前大学教育学部特別教科（看護）教員養成課程卒業。日本医科大学付属病院，神奈川県立衛生短期大学勤務を経て夫の留学のため渡米。ボストン滞在中は現地の日本人学校で教員として勤務。帰国後，日本大学大学院グロ―バル・ビジネス研究科修了。在学中の2002年に医療職専門の人材サービス会社を設立し，2011年3月まで代表取締役。2014年4月より介護システム開発会社社長，医療法人にて，人事部長・看護部長・事業推進部長等を歴任。2011年4月よりR&D Nursingヘルスケア・マネジメント研究所代表，2023年2月より現職。日本医療バランスト・スコアカード研究学会理事。

SWOT／クロス分析

2015年11月28日 発行　第1版第1刷
2025年1月30日 発行　　　第12刷

著者：深澤優子Ⓒ（ふかざわ ゆうこ）

企　画：日総研グループ
代　表：岸田良平
発行所：日総研出版

本部　〒451-0051 名古屋市西区則武新町3－7－15(日総研ビル)　☎(052)569-5628　FAX (052)561-1218

日総研お客様センター　電話 0120-057671　FAX 0120-052690　名古屋市中村区則武本通1－38 日総研グループ縁ビル 〒453-0017

札幌	☎(011)272-1821　FAX (011)272-1822　〒060-0001 札幌市中央区北1条西3－2(井門札幌ビル)
仙台	☎(022)261-7660　FAX (022)261-7661　〒984-0816 仙台市若林区河原町1－5－15－1502
東京	☎(03)5281-3721　FAX (03)5281-3675　〒101-0062 東京都千代田区神田駿河台2－1－47(廣瀬お茶の水ビル)
名古屋	☎(052)569-5628　FAX (052)561-1218　〒451-0051 名古屋市西区則武新町3－7－15(日総研ビル)
大阪	☎(06)6262-3215　FAX (06)6262-3218　〒541-8580 大阪市中央区安土町3－3－9(田村駒ビル)
広島	☎(082)227-5668　FAX (082)227-1691　〒730-0013 広島市中区八丁堀1－23－215
福岡	☎(092)414-9311　FAX (092)414-9313　〒812-0011 福岡市博多区博多駅前2－20－15(第7岡部ビル)
編集	☎(052)569-5665　FAX (052)569-5686　〒451-0051 名古屋市西区則武新町3－7－15(日総研ビル)

・乱丁・落丁はお取り替えいたします。本書の無断複写複製（コピー）やデータベース化は著作権・出版権の侵害となります。
・ご意見等はホームページまたはEメールでお寄せください。E-mail：cs@nissoken.com
・訂正等はホームページをご覧ください。www.nissoken.com/sgh